主动健康
与
康复丛书

营养障碍
家庭康复

丛书主编　燕铁斌

主　　编　区俊文　谭荣韶

副 主 编　郑锦锋　刘　敏　杨大刚

U0208604

電子工業出版社.
Publishing House of Electronics Industry
北京·BEIJING

图书在版编目（CIP）数据

营养障碍家庭康复 / 区俊文，谭荣韶主编 . — 北京：电子工业出版社，2024.1
（主动健康与康复丛书）
ISBN 978-7-121-47105-6

I. ①营…　II. ①区…②谭…　III. ①营养障碍 — 康复　IV. ① R364.2

中国国家版本馆 CIP 数据核字（2024）第 005987 号

责任编辑：崔宝莹
印　　刷：天津千鹤文化传播有限公司
装　　订：天津千鹤文化传播有限公司
出版发行：电子工业出版社
　　　　　北京市海淀区万寿路 173 信箱　　　　　邮编：100036
开　　本：720×1000　1/16　　　印张：15　　　字数：240 千字
版　　次：2024 年 1 月第 1 版
印　　次：2024 年 1 月第 1 次印刷
定　　价：89.00 元

凡所购买电子工业出版社图书有缺损问题，请向购买书店调换。若书店售缺，请与本社发行部联系，联系及邮购电话：（010）88254888，88258888。

质量投诉请发邮件至 zlts@phei.com.cn，盗版侵权举报请发邮件至 dbqq@phei.com.cn。

本书咨询联系方式：QQ 250115680。

主动健康与康复丛书

《营养障碍家庭康复》
编委会名单

主　编　区俊文　谭荣韶

副主编　郑锦锋　刘　敏　杨大刚

编　者　（以姓氏笔画排序）

习文韬（广州市南沙区疾病预防控制中心）

王　宇（解放军东部战区总医院）

王钦先（南方医科大学南方医院白云分院）

区俊文（广东祈福医院）

刘　敏（中南大学湘雅三医院）

杜艳平（广东祈福医院）

李绍建（白求恩国际和平医院）

李新莉（苏州大学苏州医学院 公共卫生学院）

杨大刚（贵州医科大学附属医院）

肖小丽（南华大学附属第二医院）

陈　可（南方医科大学顺德医院）

陈文璇（暨南大学附属广州红十字会医院）

周筱燕（南方医科大学珠江医院）

郑锦锋（解放军东部战区总医院）

胡志庚（南方医科大学珠江医院）

夏　燕（泰州市第四人民医院）

梁丹华（南方医科大学顺德医院）

焦向鲲（徐州市第七人民医院）

曾　婷（广州医科大学附属第二医院）

蔡慧珍（宁夏医科大学）

谭荣韶（暨南大学附属广州红十字会医院）

潘丹峰（广州市第一人民医院）

健康是人生最大的财富。

健康最基本的要求是脏器无疾病，身体形态发育良好，体形匀称，人体各系统具有良好的生理功能，有较强的身体活动能力和劳动能力。现在，健康的涵义更为广泛，包括躯体健康、心理健康、社会适应力等诸多方面。

国家发布的《"健康中国2030"规划纲要》提到："健康是促进人的全面发展的必然要求，是经济社会发展的基础条件。实现国民健康长寿，是国家富强、民族振兴的重要标志，也是全国各族人民的共同愿望。"由此可见，国家对国民健康的重视程度。没有全民健康，就没有全面小康。目前的"以疾病治疗为中心"的被动医疗模式，难以解决人的健康问题，也不可持续。实现由"以疾病治疗为中心"的被动医疗模式向"以促进健康为中心"的主动健康模式的转变,已经成为当下健康管理的重要任务。

主动健康，就是主动获得持续的健康能力、拥有健康完美的生活品质和良好的社会适应能力。其倡导的是主动发现、科学评估、积极调整、促进健康的理念。主动健康，意味着每个家庭、每个国民都要对自己的健康负责；意味着广大医务工作者要以人民健康为中心，开展医学研究，提高临床工作的能力，关注生命全周期、健康全过程；意味着政府及相关部门要把健康融入万策，有效实施健康影响因素评估，为健康中国战略奠定坚实的基础。

在这样的大背景下，"主动健康与康复丛书"应运而生。本套丛书从临床常见病、多发病入手，通过简洁明了的疾病描述，详细生动的指导措施，使读者在轻松阅读间就了解了主动健康与康复的理念，同时还可以根据书中提供的内容快速掌握适合自己或家属病情的康复和预防方法。

希望本套丛书的出版，能促进主动健康先进理念的推广，为推进建设健康中国、营建和谐社会做出贡献。

故乐之为序。

美国医学科学院外籍院士

南京医科大学第一附属医院康复医学中心主任

2021年夏

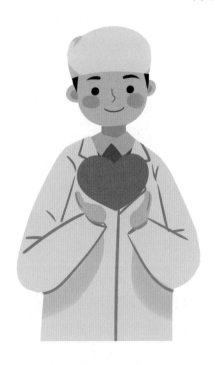

健康是每个人穷尽一生所追求的目标，人活着就是希望自己能健康、快乐地享受生活！

根据《世界卫生组织宪章》中的定义："人的健康并非是指没有疾病或不虚弱，而是指个体自身的躯体、精神与社会处于一种完美和谐的状态。"基于此，我们今天关注的健康应该包括生理健康、心理健康和良好的社会适应能力，且构建这种完美和谐的状态应该是个体可以主动参与的一个充满变化的过程。"主动健康"是在国家提出《"健康中国2030"规划纲要》后医学界频频出现的一个充满正能量的词汇。对普通大众来说，"主动健康"就是主动获得持续健康、拥有健康完美的生活和良好的社会适应能力。

"主动健康"是针对"被动健康"或"被动医学"而言的。"被动医学"或被称为"对抗医学"，它忽视了人体的自我修复和主动参与的能力，它是以个体的病灶为攻击目标，倾向于通过药物或者手术对抗、压制、切割和消除这些病灶，过于追求疾病的缓解或者各项生理指标的正常，而忽略了个体作为一个整体的功能价值。因此，"主动健康"不仅适合健康人群，同样也适合患有各种疾病的人群。从生命走过的时间长轴来看，如果说以预防和治疗疾病为主的现代医学是推动生命向"右"发展的，那么以自我管理和积极参与为中心的"主动健康"则是推动生命向"左"发展的一个全新的医学模式。

我的健康我做主！我的健康我管理！

为了顺应国际医疗保健趋势，将主动健康和健康管理的基本知识和方法传授给公众，在电子工业出版社的积极策划下，我们组织了国内一批从事健康管理和临床康复的专家，编写了这套"主动健康与康复丛书"。本套丛书的编写宗旨，一是普及主动健康与康复理念，让读者能比较容易地找到适合自己及家属病情的康复方法；二是介绍一些常用的可以在社区及家庭开展的适宜康复技术，方便患者及其家属在社区和家庭开展自我康复，实现主动参与健康管理的目标。

"健康管理"或称"管理健康"（Managed Care），这个概念是20世纪50年代末在美国被提出的。在中国，"健康管理"是以现代健康的概念（生理、心理和社会适应能力）和全新的医学模式（生理-心理-社会）以及祖国医学（中医）治未病的理念为指导，以现代医学和现代管理学的理论、技术、方法为干预手段，对健康状况及其影响因素全面评估、有效干预，其目的是用最小的投入获取最大的健康效益。因此，"主动健康"的核心就是"健康管理"。

"十三五规划"之后，国家提出了建设"大健康"的构想，大力推动人民群众健康从被动医疗转向主动健康管理。随着国内经济的发展、全民医疗的实现，以及慢性病患者、老年人口的增加，康复对象不断增多，康复市场不断拓展。党和各级政府对康复的重视，进一步推动了国内康复的全面提速发展。此外，分级诊疗模式下的医院-社区-居家康复一体化的出现，使得主动健康理念已经开始从医院延伸到社区、家庭。患者及其家属越来越不满足于传统的院内康复，渴望能了解康复、参与康复。因此，"主动健康与康复丛书"的出版顺应了社会的发展和需求。

"主动健康与康复丛书"的顶层设计采取开放式的编写模式，即根据普通大众和患者及其家属的需求以及市场反馈不断增加新的分册。每一分册针对某一种（类）疾病的家庭康复，希望每一分册都能成为一个独立的家庭康复医生。书的内容力求文字简洁，通俗易懂，贴近大众。为了方便读者使用，每一分册还充分利用多媒体资源，尽可能配了一些简单易学的插图和小视频。

承蒙参与本套丛书的各位专家和出版社的信任，让我担任"主动健康与康复丛书"的丛书主编，我定当不负韶华，只争朝夕；也感谢美国医学科学院外籍院士、南京医科大学第一附属医院康复医学中心主任励建安教授欣然为本套丛书作序，为本套丛书锦上添花！

中国康复医学会副会长
广东省康复医学会名誉会长
中山大学康复治疗学系副主任

2021年夏于广州

在康复医学中，营养康复作为重要的治疗手段，是病人快速康复的基石。研究发现，营养是构建人体健康的基础，合理的饮食结构可以为身体提供必需的营养物质，增强机体免疫功能，提高修复能力，是所有疾病及术后康复环节的关键因素，而且，对于改善病人的生活质量，减轻疾病负担也具有重要意义。

很多病人在康复期间的营养补充远远不足，可能会出现肌肉量丢失、免疫功能下降的情况，不仅使身体康复的时间延长了，甚至还可能出现一些并发症。大部分老年人原本就存在食欲下降、咀嚼功能不佳、胃肠道功能减弱等问题，再加上康复期间的营养补充不足，真可谓雪上加霜。基于当前容易被忽略的康复期间的营养问题及常见误区，我们编写了这本《营养障碍家庭康复》。本书不但详述了各种常见食物的营养知识，还重点阐述了呼吸系统、消化系统、神经系统、心血管系统、肾脏系统、血液系统、内分泌系统的常见疾病、癌症及外科手术后的康复营养方案。本书内容丰富、深入浅出、通俗易懂，可为病人提供专业可靠的营养学信息。

本书的作者均为国内从事临床营养工作的知名专家。我们首次将康复营养的工作经验融入生活的点滴中，并且针对常见疾病和手术，针对性地给出了专业可行的营养康复方案。希望通过这些知识的分享，能让大家更全面地了解营养康复的重要性，并找到最适合自己的营养康复方案，以达到最佳的康复效果。

本书得以顺利出版，首先要感谢燕铁斌教授给予的指导和帮助。其次，感谢所有为这本书提供支持和帮助的专家们！我们坚信，营养是康复的重要支柱之一，它与医疗、心理和康复训练等领域相辅相成，共同为病人的康复之路提供支持与帮助。

　　本书适合所有对营养康复感兴趣的读者。我们希望本书能为所有寻求健康改善的人提供有益的指导！

区俊文　谭荣韶

2023年11月

目录

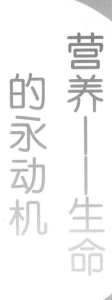

Part 1

营养——生命的永动机

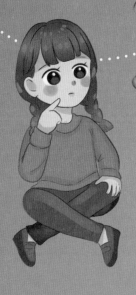

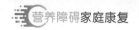

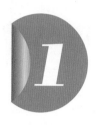

趣谈能量

小能量，大作用

我们每天摄入很多种食物，食物经过人体的消化、代谢，其中的蛋白质、脂肪、碳水化合物可以通过生物氧化过程释放能量。

你可能很好奇，我们从食物中获得的能量，主要用来做什么呢？对于成年人来说，我们获得的能量主要有三方面的用途：维持我们基本的生命活动，满足我们从事各种体力活动的能量需求，满足我们进食额外需要的能量。对于处于生长发育过程中的个体，还需要能量来满足生长发育的需要。

揭示能量来源的奥秘

我们通过食物获取能量，而实际上真正为我们提供能量的主要是食物中的三种营养素：蛋白质、脂肪和碳水化合物，这三种营养素也被称为"产热营养素"，或"产能营养素"。

能量的单位有卡（cal）和千卡（kcal），焦耳（J）和千焦（kJ），它们之间的换算是：1kcal = 4.184kJ，1kJ = 0.239kcal。

每克营养素在体内氧化产生的能量值叫能量系数。由于蛋白质、脂肪和碳水化合物在体内的氧化程度、消化和吸收的效率不同，所以，它们的能量系数也不一样。蛋白质的能量系数为4kcal/g，脂肪为9kcal/g，碳水化合物为4kcal/g。另外，酒水中的乙醇也可以提供能量，能量系数为 7kcal/g，这就是为什么天冷了，有人喜欢喝酒取暖的原因。

我们每天需要多少能量

不同性别、不同年龄的人群需要的能量是不一样的，你可以想象，如果长期摄入能量过剩，那么堆积在你体内的脂肪也会越来越多，你的体重就会慢慢增加，就会出现超重、肥胖，甚至引发其他和肥胖相关的疾病，如糖尿病、心血管疾病、癌症等。

反过来，长期摄入能量不足，会导致儿童生长发育停滞，成人消瘦，机体各种功能下降，甚至会危及生命。所以，能量过剩或缺乏都会影响人体健康，能量平衡是关键。

2023 版《中国居民膳食指南》中营养素的参考摄入量：

❱ 年龄 18~49 岁，男性每日能量需要量为 2050~3000 千卡，女性为 1700~2450 千卡。随着年龄的增长，对能量的需要量也逐步减少。年龄 50~64 岁，男性每日能量需要量为 1950~2800 千卡，女性为 1600~2300 千卡；65 岁以上男性每日能量需要量为 1800~2300 千卡，女性为 1500~1850 千卡。

❱ 此外，婴儿、儿童和青少年、孕妇和哺乳期妇女、老年人各自的生理特点不同，能量需要量也不尽相同。

❱ 除了保证能量的总摄入量，对于产热营养素提供的能量比例也有要求。我国成年人膳食中碳水化合物提供的能量应占总能量的 50%~65%，脂肪占 20%~30%，蛋白质占 10%~15% 为宜。年龄越小，脂肪供能占总能量的比例应适当增加。

谷薯类含有丰富的碳水化合物，是最经济的膳食能量来源；油脂类富含脂肪；动物性食物则富含蛋白质与脂肪；果蔬类能量则较少。

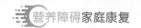

碳水化合物——人体发动机离不开的打火电池

碳水化合物对人体有什么作用

碳水化合物是由碳、氢、氧三种元素组成的有机化合物，因分子式中氢和氧的比例恰好与水相同，均为 2∶1，所以称为碳水化合物。碳水化合物是最早被发现的营养素之一，而且膳食来源广泛，也是我们获取能量的主要来源之一。因此，碳水化合物对于维持我们的营养和健康状况具有重要的意义。

碳水化合物并不是指具体的哪种物质，它是一个集合名词。碳水化合物这个大家族包含很多个成员，通常根据各自的化学结构将它们一一区分开来。目前，碳水化合物常分为单糖、双糖、糖醇、寡糖和多糖。

那么，碳水化合物对人体有什么作用呢？

▶ 提供能量。食物中的碳水化合物是人类最经济和最主要的能量来源，人体大约 50% 以上的膳食能量都是由碳水化合物提供的。葡萄糖在体内释放能量较快、供能也快，是神经系统和心肌的主要能量来源，也是肌肉活动时的主要燃料，对维持神经系统和心脏的正常供能、增强耐力和提高工作效率都有重要意义。

▶ 构成机体组织结构。碳水化合物是构成机体组织的重要物质。

▶ 调节血糖。

▶ 节约蛋白质。人体所需的能量主要由碳水化合物提供，如果碳水化合物供能不足，为了满足机体，特别是大脑、神经和血细胞对葡萄糖的需要，人体就会以分解蛋白质产生的氨基酸为原料，通过糖异生产生葡萄糖。反之，如果碳水化合物摄入充足，就不需要消耗蛋白质进行糖异生，可以把蛋白质节约下来发挥比提供能量更重要的作用。

▶ 抗生酮作用。当膳食中碳水化合物供能不足，人体就会加速分解脂肪提供能量，也就是脂肪动员作用。脂肪动员后，通过氧化脂肪酸提供能量的同时，也会产生大量的氧化产物——乙酰辅酶 A。由于碳水化合物摄入不足，乙酰辅酶 A 不能进入碳水化合物的代谢循环（三羧酸循环），最后这些堆积的乙酰辅酶 A 就会代谢生成大量的酮体，酮体在体内蓄积后产生酮症酸中毒；反过来，如果我们摄入了充足的碳水化合物，脂肪动员后产生的乙酰辅酶 A 就可以进入碳水化合物的代谢循环，就不会产生酮体，即抗生酮作用。

碳水化合物就是米饭吗

一提起碳水化合物，很多人马上想到了米饭、馒头。那么，碳水化合物就是米饭吗？当然不是。碳水化合物是一种营养素，而米饭是食物，只不过碳水化合物是米饭中含量最高的营养素。

碳水化合物和糖——电池与火柴

碳水化合物是所有由碳、氢、氧三种元素组成、且氢和氧的组成为 2：1 的有机化合物的总称。糖（单糖、双糖和糖醇）、寡糖和多糖构成了碳水化合物。一般来说，营养学中说的"糖"指的是碳水化合物中的单糖、双糖和糖醇。所以，糖是碳水化合物家族中的一员。糖是碳水化合物，但碳水化合物除了糖之外，还包括寡糖和多糖。

糖尿病病人能吃碳水化合物吗

由于大家通常把糖等同于碳水化合物，而糖尿病病人都有高血糖症状。所以很多人认为糖尿病病人不能吃碳水化合物，其实这种观点是片

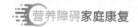

面的。无论是正常人还是糖尿病病人，每天都必须摄入一定量的碳水化合物；只不过糖尿病病人在摄入碳水化合物时需要控制摄入量。

膳食纤维的作用是什么

膳食纤维是指食物中所有的、不能被人体胃肠道消化酶消化吸收的非淀粉多糖类，即膳食纤维的主要成分为非淀粉多糖类物质，广泛存在于蔬菜、水果和谷物中。膳食纤维主要来自植物细胞壁的成分，包括纤维素、半纤维素、果胶和非多糖成分的木质素等。膳食纤维虽不能被人体吸收，但具有非常重要的生理功能，是维持身体健康所必需的。

膳食纤维有如下的作用：

- 润肠通便，维持肠道健康。
- 预防结肠和直肠癌。
- 降低血清胆固醇，改善血脂水平。
- 降低血糖。
- 增加饱腹感，辅助减肥。
- 改善口腔及牙齿功能。
- 促进矿物质吸收。

哪些食物可以为我们提供碳水化合物

碳水化合物的来源非常广泛，可为我们提供碳水化合物的食物有以下几类。

- 谷类：包括小米、大米、玉米、燕麦、青稞等。
- 薯类：包括红薯、紫薯、土豆、山药等。
- 水果：苹果、梨、香蕉、甘蔗、枣、西瓜等水果中含有大量的碳水化合物。
- 蔬菜：青菜、菠菜、韭菜、黄瓜、冬瓜、莲藕、胡萝卜、百合等蔬菜中含有大量的碳水化合物。

◗ 奶类：牛奶中不仅含有蛋白质，也含有碳水化合物。

◗ 豆类：豆腐、豆浆、百叶等豆类食品中也含有碳水化合物。

脂肪——令人纠结的发动机汽油

脂肪除了可以提供能量，是否还有其他的作用？食物中的脂肪和我们体内储存的脂肪有什么不同呢？

我们体内的脂肪有什么作用

◗ 储存和提供能量。体内的脂肪就是能量的仓库，当机体需要时为我们提供能量。人在安静、休息时需要的能量绝大部分都是由脂肪提供的，运动时脂肪提供的能量就更多。

◗ 维持体温。皮下脂肪就像包裹在身体外面的保护层，可以保温隔热，维持体温恒定。

◗ 保护、支撑和固定作用。人体脏器周围的脂肪可以保护内脏器官免受外力伤害，也可减少脏器间的摩擦。

◗ 润滑作用。腹腔大网膜的脂肪对胃肠道蠕动起润滑作用，皮脂腺分泌的脂肪具有护肤作用。

◗ 有效利用碳水化合物和节约蛋白质的作用。脂肪在体内氧化供能后的代谢产物，可以参与碳水化合物的代谢（即三羧酸循环），促进碳水化合物有效地释放能量；充足的脂肪可以保护体内的蛋白质不被用作能量来源物质，从而发挥其他重要的作用。

◗ 构成机体成分。细胞膜中含有大量脂类，是细胞维持正常的结构

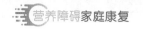

和功能的重要基础。

◗ 内分泌作用。脂肪组织可以分泌瘦素、肿瘤坏死因子、白介素 6 和白介素 8，雌激素、脂联素、胰岛素样生长因子等，参与机体的代谢、免疫、生长发育等生理过程。

食物中的脂肪有什么作用

◗ 增加饱腹感。含有脂肪的食物由胃进入十二指肠时，会刺激肠道产生肠抑胃素，抑制肠道蠕动，延长胃里食物的排空时间。食物中的脂肪含量越高，胃排空的速度就越慢，我们耐受饥饿的时间就越长。

◗ 改善食物的感官性状。用脂肪烹调后的食物通常都有很好的色、香、味、形，既美观又能促进食欲。

◗ 提供脂溶性维生素。食物脂肪中含有各类脂溶性维生素，如维生素 A、维生素 D、维生素 E、维生素 K 等；同时，食物脂肪提供的脂溶性环境可以促进脂溶性维生素的吸收。

◗ 提供必需脂肪酸。必需脂肪酸是人体自身不能合成但又不可缺少，必须通过食物获得的一类脂肪酸。

脂肪酸与健康的关系

通常，按照结构里是否含有不饱和键可将脂肪酸分为饱和脂肪酸与不饱和脂肪酸两大类。饱和脂肪酸的碳链中没有不饱和双键。含有一个不饱和双键的脂肪酸称为单不饱和脂肪酸，如油酸、肉豆蔻油酸、棕榈油酸、芥酸、反式油酸等；含有两个及两个以上不饱和双键的脂肪酸称为多不饱和脂肪酸，如 n-3 系多不饱和脂肪酸中的 α - 亚麻酸、二十碳五烯酸（EPA）和二十二碳六烯酸 (DHA)，n-6 系多不饱和脂肪酸中的亚油酸、γ - 亚麻酸和花生四烯酸。不同的脂肪酸对健康的影响不同。

◗ 摄入过多的饱和脂肪酸会增加胆固醇水平，导致肥胖和心血管疾病。

◗ 对于不饱和脂肪酸，n-6/n-3 脂肪酸的比值增大会增加患心血管疾病的风险；而 n-6/n-3 脂肪酸的比值合适可以防治心血管疾病、癌症、预防溃疡性结肠炎，还可以降低老年人患抑郁症的风险。

◗ 单不饱和脂肪酸具有降血糖、降胆固醇、调节血脂、防止记忆力下降等功效，并且还可以加强 DHA 和 EPA 的功效。反式脂肪酸虽然属于单不饱和脂肪酸，但没有不饱和脂肪酸的作用，还会升高低密度脂蛋白，降低高密度脂蛋白，增加动脉粥样硬化和冠心病的发病风险。

食物中的脂肪对人体健康的影响

食物中的脂肪根据来源分为动物性脂肪和植物性脂肪（植物油）。不同食物中的脂肪由于含有的脂肪酸种类不同，对人体健康的影响也不同。动物性食物中，鱼类、虾等含有的脂肪酸大部分是不饱和脂肪酸；而家畜肉、家禽肉等含有的脂肪酸大部分是饱和脂肪酸，还有较少量的不饱和脂肪酸。植物油如棉籽油、花生油、菜籽油、豆油等，主要含不饱和脂肪酸。

如何挑选食用油

食用油是我们获取脂肪的主要渠道之一，目前市面上的食用油种类繁多，如何挑选食用油呢？

◗ 看标签和配料表。食用油外包装标签上的商品名称、净含量、制作工艺（压榨、浸出）、工厂信息、配料表、生产日期、保质期、食品质量安全标志等，可为大家提供本产品的一些基本信息。另外，配料表会写明油脂比例、是否使用转基因原料等。通过查看上述信息是否完整，可帮助判断食用油的质量和生产的规范性。

◗ 查看食用油的质量等级。食用油的质量等级是依据口感、色泽、杂质、氧化情况等决定的。食用油包装上会标出对应的质量等级，质量等级越高品质就越好，如花生油从高到低有一、二、三 3 个等级。

◗ 看色泽与透明度。食用油颜色越浅说明精炼程度越高，杂质越少。因此，应挑选淡黄色、透明度高、悬浮物少的食用油，有些植物油产生少许沉淀也是正常的。

◗ 人少不买大桶油。家里人口少，大桶油可能要吃很长时间，在存放过程中不断接触空气和光照，会加速油脂的氧化和酸败，可能产生对健康不利的氧化产物。

◗ 考虑需求和偏好，配合日常烹饪方式进行选择。①炖煮菜：选择大豆油、玉米油、葵花籽油。这类油耐热性差，不适合煎炸，更适合炖煮。②炒菜：选择花生油和米糠油。这类油脂肪酸均衡，单不饱和脂肪酸最丰富，耐热性较好，适合炒菜、煎炸。③凉拌菜：选择橄榄油和茶籽油。这类油富含油酸等单不饱和脂肪酸，低温也不会凝固。

我们每天应该吃多少脂肪

每天由脂肪提供的能量应该占人体所需总能量的 20%~30%。比如一个从事中度体力活动的成年男性，每天需要的总能量为 2600 千卡，脂肪供能比假定为 25%，那么，他每天需要由脂肪提供 650 千卡的能量，相当于 72.2 克脂肪（1 克脂肪提供 9 千卡的能量，650 千卡的能量需要 650/9=72.2 克脂肪）。

4 蛋白质——人体发动机的力量之源

蛋白质是由 20 种氨基酸按照一定的排列顺序组成的一条长链，即多肽链；多肽链中的氨基酸"手拉手"，通过脱水缩合的方式连接在一起，再经过盘曲折叠形成一定的空间结构。蛋白质是一切生命的物质基础，人体的一切生命活动本质上是蛋白质功能的体现。所以，没有蛋白质就没有生命。

蛋白质对我们的健康有什么作用

▶ 人体组织的主要成分。人体的任何组织和器官都以蛋白质作为重要的组成成分。如肌肉、心、肝、肾等器官含有大量蛋白质；骨骼和牙齿中含有大量的胶原蛋白；指甲中含有角蛋白；从细胞膜到细胞内的各种细胞结构中均含有蛋白质。

▶ 构成体内各种重要的生理活性物质，调节生理功能。蛋白质参与构成酶、激素、抗体、转运体等，调节体内各器官的生理功能。

▶ 供给能量。当碳水化合物、脂肪提供的能量不能满足机体的需要时，蛋白质就会被代谢水解提供能量，1克蛋白质可提供约4千卡的能量。

▶ 肽类的特殊生理功能。肽类不仅是氨基酸的供体，也是一类生理调节物质。从肠道吸收入血的活性肽可调节机体的免疫功能，促进矿物质的吸收，降低血压，还能清除自由基。

怎样判断蛋白质的好坏

蛋白质的好坏是根据蛋白质中氨基酸的种类和含量决定的。构成人体蛋白质的氨基酸有20种，其中9种氨基酸是人体不能合成、必须从食物中获得的，即必需氨基酸。如果蛋白质中必需氨基酸种类齐全，数量充足，比例合适，那么营养价值就比较高。我们可以用氨基酸模式反映不同食物蛋白质在必需氨基酸种类和含量上的差异。食物蛋白质的氨基酸模式与人体的氨基酸模式越接近，蛋白质被机体利用的程度就越高，这类蛋白质就是优质蛋白质，如蛋、奶、肉、鱼等动物性蛋白以及大豆蛋白等。

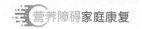

我们每天应该补充多少蛋白质

人体的蛋白质每天都处于代谢更新的状态。理论上，一个体重 60 千克的成年人每天摄入 30 克左右的蛋白质基本上就能满足需求。但考虑安全性和食物消化、吸收等因素，成年人基本按照每天每千克体重摄入 0.8克蛋白质为宜。由于我国国民以植物性食物为主，所以，建议按照每天每千克体重 1.16 克蛋白质的标准摄入；成年男性每天摄入蛋白质 65 克，成年女性每天摄入蛋白质 55 克。

哪些食物可以为我们提供蛋白质

蛋白质广泛存在于动、植物性食物中，但不同食物来源的蛋白质营养价值存在差异。

▶ 奶类、蛋类、肉类、水产品等动物性食物来源的蛋白质，营养价值比较高，但饱和脂肪酸和胆固醇含量也较高。

▶ 大豆虽然是植物性食物，但大豆蛋白是优质蛋白质，而且没有动物性食物饱和脂肪酸和胆固醇含量高的缺陷，对健康的益处越来越被人们所认可。

▶ 坚果类也是获得蛋白质的良好来源，但坚果中脂肪和胆固醇含量也相对较高。

▶ 大麦、小麦等谷物中含有的蛋白质，各种必需氨基酸种类虽然齐全，但比例不合适，属于氨基酸组成不平衡的蛋白质；玉米、动物结缔组织和动物皮中的蛋白质，所含必需氨基酸种类不全，营养价值较低。

日常膳食应选择富含优质蛋白质的食物，还要注意各种蛋白质的搭配。蛋白质摄入不足会影响体内蛋白质的更新，导致生长发育迟缓、抵抗力下降、体重减轻、疲劳乏力、伤口不易恢复、水肿等，蛋白质严重不足时会引发慢性消耗性疾病。

过分补充蛋白质会影响健康吗

◗ 人体要分解代谢摄入过多的蛋白质，需要大量的水分，产生的氮等代谢产物还要通过尿液排泄，会加重肾脏的负担。

◗ 蛋白质含量丰富的食物如动物性食物，通常脂肪、胆固醇含量也较高，摄入过多的动物性食物就会摄入较多的脂肪和胆固醇，会影响血脂水平以及导致体重增加；同时，动物性蛋白质含硫氨基酸丰富，摄入过多会加速钙的流失，易发生骨质疏松。

◗ 摄入过多蛋白质与结肠癌、乳腺癌、肾癌、胰腺癌、前列腺癌等的发病存在正相关关系。

水——人体发动机的润滑剂

你所不了解的水知识

水是维持生命活动必需的物质。人体内水的总量相对恒定，约占人体组成的 50%~80%。出汗、呼吸、排泄等途径会丢失水分，因此人体需要每天摄入一定量的水分。如果没有水的供应，人只能存活几天的时间。一旦身体内水分丢失达到体重的 20% 以上，生命活动就无法维持。

水对于人体的重要作用主要表现在以下几个方面。

◗ 细胞、组织的组成成分。人体约由 100 万亿个细胞组成，人体内的水大部分与蛋白质结合形成胶体，使组织细胞具有一定的形态、硬度和弹性；水参与血浆、组织液、淋巴液和脑脊液等细胞外液的构成。

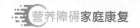

◗ 调节体温。水可以吸收人体代谢过程中产生的能量，抑制体温过度升高；水的蒸发会带走大量热量。因此，出汗、汗液蒸发等会帮助我们散热，维持体温恒定。

◗ 润滑器官，减缓磨损。水有润滑作用，以水为基础的体液具有润滑剂的作用，如关节腔、胸腔、腹腔等部位的体液，可减少关节和器官间的摩擦和损伤，并使器官运动更灵活。

◗ 运送营养物质和代谢产物。营养素的吸收、转运、代谢，废物和毒物的排泄等都需要水作为溶剂，所有的代谢活动都离不开水。

关于正确补水，你找对方法了吗

我们可通过喝水和饮料以及通过食物补充每日损失的水分。水的需要量与年龄、体重、环境温度、劳动条件、饮食和疾病等因素有关。一般年龄越大，单位体重的需水量越少；环境温度越高，工作劳动强度越大，水的需要量也大；高蛋白、低碳水化合物的饮食会使体内水分丢失增加，对水的需要量也会增加。

一般情况下，健康成年人每天的需水量约为 2500 毫升左右；温和的环境温度下、从事轻体力劳动的成年人，每天的最低需水量是 1500~1700 毫升；而高温或者强体力劳动的条件下，应适当增加饮水量。

怎么样才是正确的饮水方式呢？

◗ 主动喝水，千万别等到口渴了再喝水。一般情况下，当体内水分丢失达到体重的 2% 时，我们会感到口渴、食欲下降等；当水分的丢失达到体重的 10% 时，会出现烦躁、皮肤失去弹性、体温增加、脉搏加快等；当失水超过体重的 20%，生命活动难以维持，可能出现死亡。如果等口渴了才喝水，体内器官和细胞已经处于比较严重的失水状态，因此，要养成主动喝水的习惯。

◗ 一次饮水量不宜过多。口渴狂饮会使体液中的水与盐失去平衡，轻则引起肠胃不适，重则可能有周围循环衰竭或休克的风险。因此，即使口很渴，也要小口饮水，慢慢补充体内丢失的水分。

面对琳琅满目的 "水"，你知道它们的差别吗

现在市面上销售的"水"种类繁多，很多消费者面对最熟悉的"水"可能不知道该如何选择。市面上最常见的水是纯净水和矿泉水，以及软水和硬水，它们有什么差别呢？

纯净水

纯净水是纯洁、干净、不含杂质或细菌的水，并且不含任何添加物，无色透明。纯净水一般以桶装水的形式出现，可直接饮用，或者加热饮用。

矿泉水

矿泉水分为天然矿泉水和非天然矿泉水。天然矿泉水是指从地下深处自然涌出或经钻井采集，含有一定量的矿物质、微量元素或其他成分，安全无污染的水。矿泉水可以直接饮用。

软水和硬水

软水和硬水是根据水的硬度区分的。每升水中含有相当于 10 毫克的氧化钙为 1 度。硬度低于 8 度的水为软水，硬度高于 8 度的水为硬水。所以，软水不含或含有较少的可溶性钙、镁化合物，硬水含有较多可溶性钙镁化合物。钙、镁离子是人体必需的微量元素，饮用有一定硬度的水可以补充一定量的钙、镁离子，如果长期饮用软水，则需要通过其他途径补充钙、镁离子。

我国饮用水的标准是硬度不能超过 25 度，最适宜的饮用水硬度为 8~18 度，属于轻度或中度硬水。水的硬度太高影响口感，水中容易产生水垢，而水垢进入人体后无法被吸收，会影响健康。虽然水硬度较高地区人群的心血管疾病发病率较低，但肾结石发病率随水的硬度升高而升高。所以，水的硬度太高和太低均对健康不利。

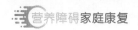

谈一谈矿物质与健康的关系

矿物质是什么

目前在地壳中发现的 92 种天然元素在人体内几乎都能被检测到,碳、氢、氧、氮、磷、硫、钙、钾、钠、氯、镁等 11 种元素约占人体元素总量的 99.95%,称为宏量元素。铁、锌、钼、锰、镍、钴、铜、硒、铬、碘、氟、锡、硅、钒、砷等 15 种元素在人体内含量不足万分之一,故称它们为微量元素。上述元素除碳、氢、氧、氮是构成机体的主要成分外,其余的元素均称为矿物质。矿物质也是人体必需的营养素。

补充矿物质,"食"现健康每一天

矿物质在体内不能合成,为了满足机体的需要必须不断地从食物中获取。矿物质的食物来源非常广泛,但不同的矿物质有不同的食物来源。为了保证人体对矿物质的需求,我们必须每天摄入多种多样的食物。

你的身体缺乏矿物质吗

每一种矿物质都有独特的生物学作用,一旦摄入量不足就会出现相应的缺乏症。目前,中国居民比较容易缺乏的矿物质是钙、铁、锌、硒。

缺钙

不同年龄的人群缺钙的症状不同。缺钙可导致婴儿手足搐搦症。儿童长期缺乏钙和维生素D可导致生长发育迟缓。严重缺乏者可导致佝偻病，骨骼变软和弯曲变形，形成X形腿或O形腿；肋骨与胸骨相连处内陷、胸骨前凸，形成"鸡胸"；肋骨与肋软骨连接处骨样组织堆积，形成"串珠肋"；囟门闭合延迟、骨盆变窄和脊柱弯曲等。

随着年龄的增长，中老年人骨吸收大于骨生成，骨骼逐渐脱钙，尤其是绝经的女性，因雌激素分泌减少，骨质丢失加快，易引起骨质疏松症。骨密度减少，骨质变松变薄，骨脆性增加，发生骨折的风险增加，可有腰背痛和腿痛性痉挛。缺钙者也容易得龋齿，影响牙齿的质量。

缺铁

铁缺乏会导致缺铁性贫血。铁缺乏的早期会有一些非特异性症状，儿童易烦躁，对周围事物不感兴趣，成人表现为冷漠呆板。随着铁缺乏的加重，血红蛋白继续降低，出现面色苍白，口唇黏膜和眼结膜苍白，有疲劳乏力、头晕、心悸、指甲脆薄、反甲等症状；儿童、青少年身体发育受阻，体力下降，注意力与记忆力调节过程障碍，学习能力降低；孕妇孕早期贫血可导致早产、低出生体重儿及胎儿死亡。铁缺乏可导致免疫力下降，末梢神经功能障碍，至少25%的多动综合征病人的血铁浓度降低，补铁后症状即消失。

缺锌

身体缺乏锌会出现味觉减弱，吃什么食物都没有味道和食欲。婴幼儿、儿童和青少年会出现生长发育迟缓。儿童长期缺锌会导致侏儒症。成人长期缺锌会导致性功能减退、精子数减少、皮肤粗糙、免疫力降低等。另外，眼科疾病如白内障、夜盲症等也与缺锌有关。孕妇缺锌会加重妊娠反应，胎儿宫内发育迟缓，分娩时合并症增多，胎儿畸形如脑部、中枢神经系统畸形的发生率也增高。

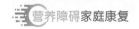

缺硒

硒缺乏是克山病的病因，主要是由于居住地土壤中硒元素偏低，以及膳食中硒的摄入量不足导致的。另外，人体硒缺乏会使机体抗氧化能力下降。硒缺乏出现的免疫功能的下降，也被认为是大骨节病的病因。

养生有一宝，合理补充矿物质

食物是人体补充矿物质的主要方式，而每一种矿物质都有相对特异的食物来源。所以，食物的选择和搭配决定了个体矿物质的营养状况。目前，矿物质的保健品种类很多，我们要正确认识，科学对待。

◗ 对于已经出现矿物质缺乏症状的人群，给予矿物质补充剂能及时阻止病程进展，快速修复损伤。

◗ 对于节食、食物摄入少、体内没有营养储备的个体，提供低剂量的矿物质补充剂可以有效避免矿物质缺乏导致的缺乏症。

◗ 对于一些特殊的人群，如孕妇、哺乳期的女性等，她们对矿物质的需求量增加，仅仅依靠膳食补充可能很难满足需求，所以，适量的补充也是有益的。

但是，摄入过多的矿物质补充剂很容易导致营养失衡。另外，补充剂的安全性也是需要考虑的问题，如激素污染、有毒的植物性原料、有毒重金属、细菌和微生物等混入补充剂等。服用纯度高的、浓缩型的矿物质，可能会影响矿物质之间的作用，同时影响其他营养素的吸收。来自食物的、天然的、分散于其他物质中的矿物质，最容易被人体吸收和利用。

◗ 钙主要来源于奶制品、海产品、豆类及其制品、坚果类及绿色蔬菜等食物。

◗ 铁的主要食物来源有动物血、肝脏、黑木耳、芝麻酱、豆类及其制品、动物肾脏等。

◗ 锌的主要食物来源包括贝壳类海产品、红肉、内脏等。

◗ 加碘食盐、海产品是碘的主要食物来源。

◗ 硒的主要食物来源是海产品，如牡蛎、蛏子等，以及动物内脏。

多多益善？补充维生素的几个误区

你真的了解维生素吗

　　维生素是维持机体生命活动所必需的一类微量的低分子化合物。按照溶解性可将维生素分为脂溶性维生素和水溶性维生素。脂溶性维生素包括维生素 A、维生素 D、维生素 E、维生素 K，它们的吸收与肠道中的脂类密切相关，易在体内储存而不易排出体外。水溶性维生素包括 B 族维生素（维生素 B_1、维生素 B_2、维生素 B_6、维生素 B_{12}、烟酸、叶酸、胆碱）、维生素 C 等，它们被直接吸收入血从而满足机体需要，多余的部分通过尿液排泄而不会在体内储存。

　　维生素种类繁多，不同维生素的功能千差万别。如维生素 A 具有增强视力、调节组织细胞生长和分化、提高免疫力、维持黏膜正常功能等作用。维生素 D 能够促进小肠对钙的吸收，有助于儿童牙齿及骨骼发育，补充成人骨骼所需钙质，防止骨质疏松等。维生素 E 具有抗氧化、抗衰老、防止血液凝固等作用。

　　一般人群通过饮食可摄取足够的维生素。偏食或减肥的人、孕妇、青春期的少年、老人等特殊人群需要额外补充维生素。然而，维生素也并非"多多益善"。人体对维生素有最大耐受量，特别是脂溶性维生素，过量摄入后，多余的维生素会在体内储存，长期过量补充可能会引起中毒。

人可一日无肉，但不可一日无维生素

　　维生素不参与人体构成，也不是能量的来源，虽然人体需要量很少，

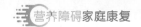

但又必不可少。维生素通常以酶或者辅酶的形式在物质代谢中发挥作用。绝大多数维生素不能由人体合成，必须从食物中摄取。特别是水溶性维生素，由于在体内不储存，如果每日膳食补充不足，可能会出现相应的缺乏症状。

健康新"食尚"，维生素新主张

食物可以为我们提供大量的维生素，只要每天食物多样化，就完全可以获得足量的维生素。

维生素 A

红色、橙色、黄色的蔬菜和水果，以及蛋黄、动物肝脏等含量丰富。

维生素 D

鱼肝油、奶制品、蛋等食物含量丰富。另外，晒太阳是补充维生素 D 最经济、最有效的途径。

维生素 E

维生素 E 在食物中广泛存在，一般不会缺乏。富含维生素 E 的食物主要有植物油、麦胚、坚果、种子类、豆类等，蛋、牛奶、肉、鱼、蔬菜、水果中含量较少。

维生素 C

新鲜的蔬菜、水果，以及豆类发芽、发酵后的食品，如豆芽、豆酱等食物中含量丰富。

维生素 B_1

食物来源广泛，谷类、豆类、坚果类和动物内脏、瘦肉、禽蛋中含量丰富。

维生素 B_2

广泛存在于动、植物性食物中，在动物内脏、蛋类、绿色蔬菜、豆类等食物中含量丰富。

Part 2

五谷丰登，带你认识丰收粮

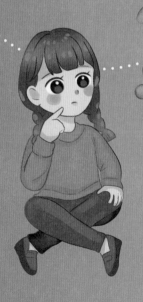

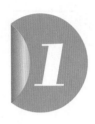

"谷"香"薯"色话主食

盘点中华饮食中的那些"谷"香"薯"色

谷薯类食物在中国居民膳食宝塔中位居底层，提供了每日热量的60%~70%，是中华美食中的"老大哥"。谷类可分为禾谷类，包括稻类（粳米、籼米等），麦类（小麦、大麦、燕麦等），玉米，高粱，粟（小黄米），黍（大黄米），荞麦等。豆类包括大豆、蚕豆、豌豆、芸豆等；薯类包括红薯、马铃薯、山药、芋头、木薯等。

粳米／籼米

米饭是中国人饭桌上的必备食物。北方以粳米为主，南方则吃的是籼米。粳米呈椭圆形或圆形，米粒丰满肥厚，常见的有珍珠米、水晶米、东北大米等，适宜熬粥。籼米外形修长苗条，常见的有泰国香米、中国香米、丝苗米等，焖米饭较好。

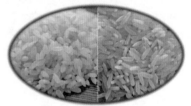

粳米　　　　籼米

糯米

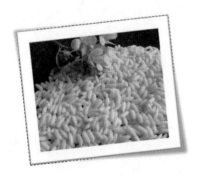

糯米即黏稻米、糯稻。在我国北方称为江米，南方称为糯米。是制造黏性小吃，如粽、八宝粥、各式甜品的主要原料；也是酿造醪糟（甜米酒）的主要原料。糯米含有蛋白质、脂肪、糖类、钙、磷、铁、维生素 B_1、维生素 B_2、烟酸及淀粉等。营养丰富，特别适宜给老年人或脾胃虚弱者做米糊食疗。

黑米

黑米俗称黑糯，又名补血糯，是黑稻加工产品，属于籼米或者粳米。黑米除煮粥外还可以制作各种营养食品和酿酒，素有"黑珍珠"和"世界米中之王"的美誉。每100克黑米含蛋白质约9.4克，其必需氨基酸如赖氨酸、色氨酸，膳食纤维，维生素 B_1、维生素 B_2 等均高于其他稻米。是老人、幼儿、产妇、体弱者的滋补佳品。

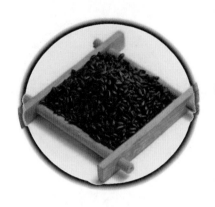

小麦

小麦富含淀粉、蛋白质、脂肪、矿物质、钙、铁、硫胺素、核黄素、烟酸及维生素 A 等。可制成各种面粉（如精面粉、强化面粉、全麦面粉等）、麦片及其他免烹饪食品。中医认为，小麦粉不仅可以厚肠胃、强气力，还可以作为药物的基础剂，故有"五谷之贵"之美称。

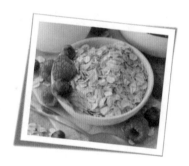

燕麦

燕麦又名雀麦、黑麦、铃铛麦、玉麦、香麦、苏鲁等，是一种低糖、高营养、高能量食品。富含蛋白质和赖氨酸，还含有较多的膳食纤维、维生素 B_1、维生素 B_2 和磷、铁等。此外，燕麦还含有亚油酸、氨基酸及其他有益的营养成分，因此被称之为降脂佳品，对预防和治疗动脉粥样硬化、高血压、糖尿病、脂肪肝等有较好的效果。

玉米

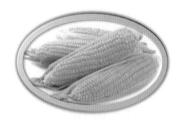

玉米也称苞谷、苞米、棒子等，具有降低胆固醇、预防动脉粥样硬化和高血压的作用，并能刺激脑细胞，增强脑力和记忆力。此外，玉米中还含有大量的膳食纤维，能促进肠道蠕动，缩短食物在消化道的时间。

近年来临床上用玉米须来治疗糖尿病、高血压、肝炎、胆道结石、鼻炎及哮喘等疾病。

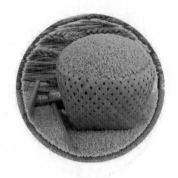

小米

小米也称粟米、谷子，味甘性平，有健脾和胃的作用，适用于脾胃虚热、反胃呕吐、腹泻及产后、病后体虚者食用，是我国北方某些地区的主食之一。小米通常用来熬制小米粥，熬粥时上面浮的一层细腻的黏稠物，俗称"米油"。中医认为，米油的营养极为丰富，滋补力最强，有"米油可代参汤"的说法。

荞麦

荞麦又称乌麦、甜荞、花荞等。蛋白质含量比大米都高，适宜与小麦、玉米等混着吃，起到蛋白质互补的作用。荞麦含有丰富的膳食纤维，其含量是一般精制大米的 10 倍。现代医学研究表明，荞麦含有具有药理功效的云香苷（芦丁）等物质，芦丁具有降脂、软化血管、增加血管弹性等作用，可以预防高血压、高血脂、动脉粥样硬化、冠心病等疾病。

薏仁米

薏仁米又称薏苡仁、薏珠子等，属药食两用的食物。其蛋白质含量高达 12.8%，高于其他谷类（约 8%）。其中蛋白质、脂肪、维生素 B_1 的含量远远高于大米。因此，临床上常用其治疗脾虚腹泻、肌肉酸重、关节疼痛、屈伸不利、水肿、脚气、肺病等多种疾病。

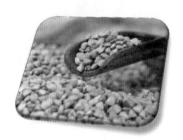

小地瓜，大土豆——"薯"你最贴心

薯类是谷物的贴心好伙伴，常作为谷类食品的补充。薯类食物含有丰富的优质淀粉且极易被消化，非常适合幼儿及病弱者食用。薯类食物的蛋白质、脂肪含量较低，钙、铁含量比谷物高，同时含有人体所需的各种营养素，对于预防动脉粥样硬化、心血管疾病和癌症等慢性病都有重要作用。但由于薯类中蛋白质含量偏低，儿童长期过多食用，会对其生长发育不利。

饮食不能大老粗，要"细中有粗"

从营养学角度来讲，各类米、面粉加工精度越高，糊粉层和胚芽损失越多，营养素特别是 B 族维生素和矿物质损失也越多。多吃粗粮发生心血管疾病、2 型糖尿病和癌症的风险相对较低。同时，粗粮还能促进消化道健康，改善排便情况。但是粗粮吃得过多同样会影响消化和食欲。因此要将加工精度高的精米白面与其他加工精度低的米面混合食用，做到"细中有粗"。比如，在各类米面中加入一些粗粮，如小米、高粱米、玉米、荞麦、燕麦等。或者与豆类食物搭配形成蛋白质互补，则能够更好地被人体吸收利用。

巧吃"开心豆"，让你的生活更开心

你听说过植物肉吗

植物肉？乍一看好像不太明白是什么东西，植物和肉怎么能扯上关系呢？其实，植物肉是人造肉的一种，是从大豆、小麦、豌豆等作物中提取人体所需的蛋白质，然后经过加热、挤压、冷却、定型等一系列步骤，使其具备动物肉制品的质地和口感。但是，由于植物肉缺乏维生素 B_{12}、n-3 多不饱和脂肪酸、铁、锌等营养素，因此也不能完全替代动物肉。可以用植物肉代替部分动物肉，达到营养互补、均衡的目的。

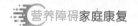

你知道豆类和豆制品中含有抗营养素吗

大豆是少有的植物优质蛋白质的主要来源，可是你知道豆类及其制品中含有抗营养素吗？

抗营养素是大豆中的"坏家伙"，它可以与大豆中的蛋白质、碳水化合物和矿物质"对抗"，从而影响它们的吸收。针对大豆中的抗营养素，

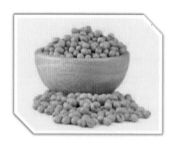

专家们进行了广泛的研究，对抗营养素也提出了很多分类方法，目前主要倾向于根据热敏感度将其分为热不稳定性抗营养素和热稳定性抗营养素。

那么如何提高大豆蛋白的利用率和安全性，去除大豆中的这些"坏家伙"呢？通常可以采用蒸煮加热或者浸泡蒸煮的方式，使大豆中的抗营养素失活、钝化。

哪类人群应该尽量少吃或者不吃豆类和豆制品

豆类食物虽然营养丰富，但并不是每个人都可以享用，以下几类人要尽量少吃或不吃豆类和豆制品，否则轻则不利于健康，重则危及生命。

◗ 有消化性溃疡的病人及腹部手术后的病人。

◗ 有急性胃炎和慢性浅表性胃炎的病人。

◗ 有肾炎、肾衰竭和正在进行肾脏透析的病人。

◗ 有糖尿病肾病的病人。当病人尿素氮升高时，也不宜食用豆制品。

◗ 伤寒病人急性期和恢复期。

◗ 急性胰腺炎的病人。

◗ 有苯丙酮尿症的儿童。

◗ 痛风急性期的病人。

◗ 缺碘人群。

◗ 蚕豆病病人。

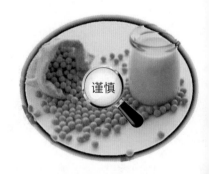

谨慎

"瓜田李下"——果蔬园里健康多

你真正了解蔬菜水果吗

蔬菜是人们日常饮食中必不可少的食物之一。根据可食用部分，蔬菜可分为根、茎、叶、花、果等5类。

▶ 根菜类。①肉质根菜类：如白萝卜、胡萝卜等。②块根菜类：土豆、红薯等。

▶ 茎菜类。①地下茎类：如马铃薯、莲藕、姜、荸荠、慈姑等。②地上茎类：如茭白、竹笋、莴苣、球茎甘蓝等。

▶ 叶菜类。①普通叶菜类：小白菜、芥菜、菠菜和苋菜等。②结球叶菜类：如大白菜和包心芥菜等。③辛香叶菜类：如葱、韭菜和茴香等。④鳞茎菜类：如洋葱、大蒜和百合等。

▶ 花菜类：如花椰菜、金针菜、芥蓝等。

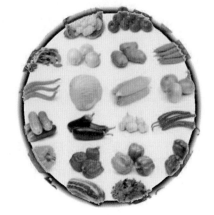

▶ 果菜类。①茄果类：如茄子和番茄、辣椒等。②荚果类：毛豆、豌豆、蚕豆等。③瓠果类：包括黄瓜、南瓜、冬瓜等。

水果分为蔷薇科、芸香科、葫芦科、芭蕉科、葡萄科等。其余还有杜鹃花科、漆树科、猕猴桃科、凤梨科、杨梅科等。

值得注意的是，很多蔬菜和水果的品种在南北方的叫法都不同。比如包菜，南方称之为包菜或是"莲花白"。而花椰菜，在南方通常叫它花菜，在日常生活中，人们喜欢拿它来做干锅或是花菜炒肉。而在北方，则称之

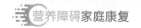

为菜花。其他如土豆（洋芋）、青笋（莴苣）、西葫芦（角瓜）、地瓜（红薯）、芫荽（香菜）等，南北方叫法都不一样，但却指的是同一种食物，在生活中要注意。

"百米一蔬"比不上"一米百蔬"

我们经常在生活中看到，有的人一碗白米饭，一份白菜炖肉吃得很香，三五口扒拉下肚，就打发了一顿午饭。单一的饮食尽管也可以填饱肚子，但是食物多样化的好处真的是你想不到的。

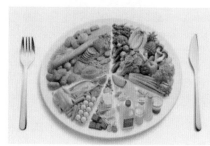

食物多样化可以让你获得更全面、更均衡的营养，促使蛋白质充分发挥互补作用，让营养素发挥协同作用。从营养学的角度而言，一个人平时每天摄入食物的种类最好在 12 种以上。在搭配上应该粗细搭配，以粗为主；荤素搭配，以素为主；咸淡搭配，以淡为主。做到种类多样，比例适当。

长寿离不了"人参果"

水果是能够帮助我们长寿的"人参果"。水果除了含有丰富的生命能量之源——碳水化合物以外，还含有丰富的果糖，能够帮助维持肠道菌群的生长，有助于人体肠道的健康。水果中还含有丰富的维生素，能够让女性更加美丽。如富含维生素 C 的柑橘、橙子、柠檬、芒果、猕猴桃、葡萄、荔枝、苹果、草莓等，具有养颜美白的功效；而维生素 E 含量较高的水果如牛油果、猕猴桃、芒果、草莓、葡萄等，能够帮助淡化皱纹。富含 β-胡萝卜素的木瓜、芒果、杏、香瓜等还可以保护眼睛。此外，水果还可以帮助消化和抗老化。如柠檬、苹果、李子、金橘等富含有机酸的水果有助于消化；而多吃葡萄、草莓、蓝莓、樱桃、西瓜、番石榴、木瓜等则能够帮助抗老化。

植物食品中的"黑马"——植物化学物

从广义上讲，植物化学物是生物进化过程中植物维持其与周围环境相互作用的生物活性分子。植物化学物包括类胡萝卜素、植物固醇、皂苷、多酚等。它们存在于所有植物食品中，如全谷类、柑橘类水果、深绿色叶子菜、蒜、茶、草药及调味香料等，对维持人体健康有着神奇的作用。

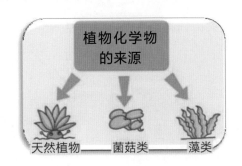

植物化学物的来源

天然植物 —— 菌菇类 —— 藻类

蔬菜合成物质——阻止癌细胞增长

美国的一项研究发现，椰菜中的植物化学物可以阻止癌细胞增长。这种植物化学物可以在甘蓝类的蔬菜中找到，当人们咀嚼这些蔬菜时，它们就能释放出抗癌物质。目前治疗癌症的方法基本上局限于化学疗法，这种物质的发现可能会对治疗癌症有所帮助。

柚子果汁——有助于降低患癌概率

最新的研究结果显示，柚子果汁中含有可以阻止癌细胞生长的植物化学物。美国得克萨斯大学的一项研究显示，吃柚子可以降低癌症发生的概率。同时，日本金泽医科大学的研究人员也发布了同样的研究结果。在另一个针对吸烟人群的研究中，夏威夷大学的研究人员发现每天喝柚子汁可以降低吸烟人群患癌症的概率。

玉米皮提取物——水溶性食物纤维

目前有研究表明，玉米皮中提取的水溶性化学物质有助于降低人体血液中的胆固醇、预防冠状动脉硬化和心血管病，并具有调整肠道菌群、促进对人体有益的肠内双歧杆菌生长、抑制腐败菌生长、防便秘、防人体老化等多种功能。

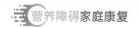

菠萝提取物——帮助治疗哮喘

从菠萝的果汁中提取的菠萝蛋白酶，可以减少因哮喘引起的炎症。

4 蛋白质的优质来源——畜禽肉

是骡子是马，拉出来遛遛

畜禽肉可以为人体提供优质蛋白质、脂类、矿物质以及多种维生素，它们是人体膳食营养的主要来源。在畜肉中，猪肉的蛋白质含量平均在 13.2% 左右，牛肉则高达 20%，而羊肉介于猪肉和牛肉之间；兔肉、马肉、鹿肉和骆驼肉的蛋白质含量也达到了 20% 左右；狗肉约为17%。在禽肉中，鸡肉和鹌鹑肉的蛋白质含量约为 20%；鸭肉约为 16%；鹅肉

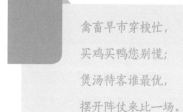

禽畜早市穿梭忙，
买鸡买鸭您别慌；
煲汤待客谁最优，
摆开阵仗来比一场。

约为 18%。因此无论是畜肉还是禽肉，都属于优质蛋白质的良好来源。但从脂肪含量来看，畜肉中猪肉脂肪含量最高，其次是羊肉、牛肉和兔肉；在禽类中鸭肉和鹅肉的脂肪含量较高，鸡肉和鹌鹑肉次之。由于畜禽肉类的脂肪均以饱和脂肪酸为主，所以综合考虑蛋白质和脂肪含量，畜肉以牛肉、兔肉为佳，其次为羊肉、猪肉；禽肉则以鸡肉为上选，其次为鸭肉和鹅肉。

除了动物的肌肉组织，其内脏器官如肝、心、肾等蛋白质含量也较高，但脂肪含量也不少。总体来说，畜禽内脏中脂肪含量最高的是脑，其次为

肝脏，所以血脂高的人群一定要少吃动物内脏。此外，畜禽肉的矿物质含量约为 0.8%~1.2%，瘦肉中的矿物质含量高于肥肉，内脏中的矿物质含量高于瘦肉。畜禽肉和禽血是膳食铁的良好来源。动物肾脏，特别是牛肾和猪肾中硒的含量都很高，对于提高免疫力和预防癌症很有好处。畜禽肉还是维生素 A 和 B 族维生素的主要来源，各种动物内脏中维生素 A 和 B 族维生素的含量都较高。

最后，畜禽肉中还含有能溶于水的含氮浸出物，能使肉汤具有鲜味。一般来讲，成年动物体内含氮浸出物含量高于幼年动物；禽肉的质地相比畜肉更细嫩，且含氮浸出物多，故禽肉炖汤的味道较畜肉更鲜美。

"小鲜肉"还是冷冻肉？市场采购如何选

现在市场上的肉类主要有三种：冷冻肉、冷鲜肉和新鲜肉。从价格上来讲，新鲜肉价格最高、冷鲜肉次之、冷冻肉则价格最低。一些人认为冷冻肉的味道不如新鲜肉鲜美，营养也比新鲜肉差，常常对冷冻肉嗤之以鼻。那么冷冻肉、冷鲜肉和新鲜肉到底有什么区别呢？三者的营养价值是否一样呢？

新鲜肉

新鲜肉也叫热鲜肉，是指凌晨屠宰，清晨上市，未经任何降温处理的畜肉，也就是我们常在一般菜市场买到的肉。这类肉一般凌晨 4 点多从屠宰场运出来，在肉摊上摆卖。由于新鲜肉在空气中暴露的时间较长，难免有微生物滋生，因此保质期较短。

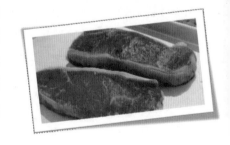

冷鲜肉

冷鲜肉又叫冷却肉、排酸肉、冰鲜肉。禽畜在屠宰后，根据检疫制度将宰杀后的畜胴体迅速冷却，并在后续加工、流通和销售过程中始终将温

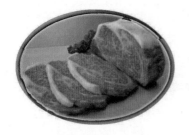

度保持在 0℃ ~4℃。因为在加工前经过了预冷排酸，使肉完成了"成熟"的过程，所以冷鲜肉看起来比较湿润，摸起来柔软有弹性，加工起来更易入味，口感也格外滑腻鲜嫩。冷鲜肉保质期较新鲜肉更长。

冷冻肉

禽畜在被屠宰后，在 2~3 个小时内就进入了速冻阶段。肉类经过冷冻以后有助于杀灭一些致病菌和抑制致病物质的生长，这对人体健康是有益的。因为致病菌繁殖的适宜温度一般在 20℃ ~40℃，低于 0℃时有些微生物虽然能够生长，

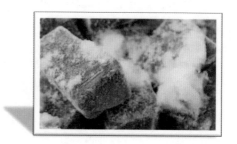

但已不能分解脂肪和蛋白质。我国相关法规规定，储藏较长时间的肉，必须在 −10℃以下保存。这样不仅可以使肉中的微生物停止生长，而且也杀灭了肉中的寄生虫，在某种程度上冷冻肉比新鲜肉更安全。

从营养的角度看，新鲜肉、冷冻肉、冷鲜肉没有多大区别。但对于冷冻肉，需要注意解冻方式。最好的解冻方式是采用冷藏室解冻，让蛋白质在低温下逐步恢复，从而保持柔嫩的状态，肉汁损失少。急用的话可以尝试微波炉解冻。但在解冻过程中需要控制解冻时间。防止因为食物形状不规则，导致微波受热不均匀，一部分肉已经变色，另一部分肉还是冰块。冷水和热水解冻都会导致含氮物和维生素溶出。冷水解冻营养成分的损失较热水少一点，但在浸泡过程中仍会滋生微生物，只是繁殖速度稍慢。

"怵"红 "痴"白——红肉 or 白肉

随着健康知识的普及，越来越多的人认为，科学合理的饮食应少吃红肉，多吃白肉。那么，红肉和白肉有什么区别呢？我们该如何选择？在日常生活中，人们所说的红肉不能以烹饪后的颜色作为判断标准。比如虾、

蟹加热后会变成红色，但它们都是白肉；而猪肉做熟前是红色的，做熟后会变成白色，但猪肉属于红肉。因此，红肉和白肉要以烹饪前的颜色判定，如猪、牛、羊、鹿、兔等哺乳动物的肉烹饪前为红色，在营养学上这些肉被称为红肉。而白肉则是指那些肌肉纤维细腻、脂肪含量较低、脂肪中不饱和脂肪酸含量较高的肉类，如鸡肉、鸭肉、鹅肉、火鸡肉等，还有鱼、爬行动物、两栖动物、甲壳类动物（如虾、蟹等）以及贝壳类动物（如牡蛎、蛤蜊）等的肉。

红肉或者白肉，都富含蛋白质等营养成分，在营养上各有优势。红肉的特点是肌肉纤维粗硬，脂肪含量较高，含有丰富的铁、锌和 B 族维生素。白肉的肌肉纤维细腻，脂肪含量较低，多不饱和脂肪酸含量较高，对预防血脂异常和心脑血管疾病有一定作用。我们普通人应当红肉、白肉都要吃，在摄取优质蛋白质的同时又能补充铁和锌等矿物质，以及 B 族维生素。而老年人以及患有脂肪肝、心血管疾病的人应该多吃白肉，烹饪方法以蒸、煮为宜。

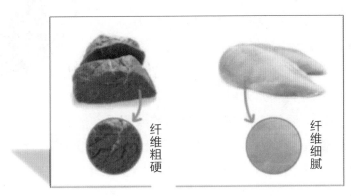

纤维粗硬　　纤维细腻

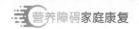

5 水产品——矿物质、维生素的"搬运工"

那些餐桌上的"虾兵蟹将"

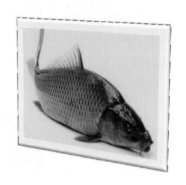

水产品是老百姓餐桌上不可或缺的美味。水产品按保存条件可分为鲜活水产品、冰冻水产品和干制品；按产地可分为海鲜产品和淡水产品；按生物形态种类又可分为鱼类、虾类、蟹类、贝类。常见的水产品种类繁多，如海水鱼有鳕鱼、带鱼、鲅鱼（马鲛鱼）、鲳鱼等；海水虾有东方对虾、日本对虾、长毛对虾、白虾、毛虾、龙虾等。常见的淡水鱼有青鱼、草鱼、鲢鱼、鲫鱼、鲤鱼、鳜鱼、银鱼、泥鳅、鲶鱼、鲥鱼、鲈鱼、黄鳝、罗非鱼、虹鳟、鳗鲡、鲟鱼、鳇鱼等；淡水虾有日本沼虾、罗氏沼虾、中华新米虾、秀丽白虾、中华小长臂虾等。蟹的种类中海水蟹居多，如珍宝蟹、石蟹、贵妃蟹、椰子蟹、马蹄蟹、蓝蟹、馒头蟹等均属于海水蟹类；淡水蟹则多为中华绒螯蟹。海水贝类常见的有鲍鱼、泥蚶、毛蚶（赤贝）、红螺、香螺、玉螺、泥螺、牡蛎、文蛤、杂色蛤等；淡水贝类有中华田园螺、铜锈环棱螺、大瓶螺、河蚬等。此外，人们常吃的淡水水产还有甲鱼、牛蛙、棘胸蛙、蜗牛等。

如何选购水产品

鱼类

新鲜的鱼，鳃盖紧闭，色泽鲜红，无黏液和污物，无异味。鱼眼光洁明亮，略呈凸状。鱼鳍紧贴鳍的鳍条，完好无损。鱼表皮有光泽，鳞片完整，层次鲜明。鱼肉组织紧密，肉质紧实，用手按弹性明显。新鲜鱼拿起来身硬体直。有的鱼如黄鱼、鲈鱼、乌鱼等，上市时为保鲜而放入冰块，头尾往上翘，且仍然是新鲜的。若拿在手上肉无弹性，头尾松软下垂，就不够新鲜。

虾

新鲜的虾有一定的弹性和弯曲度。虾体外表洁净不粘手，皮壳有光泽。虾壳与虾肉之间的组织很紧密，虾肉较难剥离，没有异味或臭味。如果虾体失去了原有的弯曲度，或者头部易脱落，壳与肉相连松懈，表明虾不新鲜。

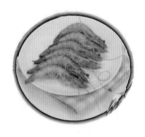

螃蟹

正常大闸蟹外壳的颜色是青绿色的，而且有光泽。掂在手上沉甸甸的，腿上绒毛多，拉一下蟹腿会迅速回缩，说明肉质紧实、蟹大肉多，而且新鲜。如果蟹壳柔软，没有光泽，蟹腿没有活力，说明大闸蟹已经不新鲜了。

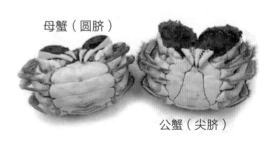

母蟹（圆脐）

公蟹（尖脐）

我们都知道螃蟹有公母之分，而很多人也都喜欢吃母螃蟹的蟹黄。那么如何识别螃蟹的公母呢？这时候就要看螃蟹的肚脐，肚脐的部分如果是三角的就是公螃蟹，如果是圆形的就是母螃蟹。

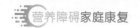

贝类

应选择外壳颜色有光泽、个头大的贝类。触摸时贝类反应迅速，会闭紧贝壳或缩回体内，说明是活的。其肉质爽滑，弹性好。如果有一股腥味，摇晃时听到啪啪的声音，说明肉质不新鲜，或者有空壳或者沙子，这种的就不新鲜。

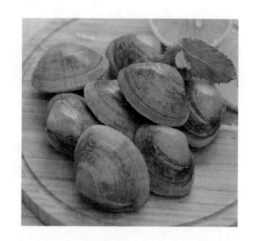

让健康游刃有"鱼"

水产品的蛋白质含量高、利用率高，是人类优质蛋白质的重要来源，其数量和比例符合人体需要，特别是含有人体需求量较大的亮氨酸和赖氨酸。水产品中的结缔组织含量远比畜肉少，其肌纤维纤细，较易被人体吸收，所以比较适合病人、老年人和儿童食用。此外其脂肪含量低，一般都在 5% 以下，对冠心病具有一定的预防作用。同时水产品还富含维生素和矿物质等。如水产品中的无机盐含量比肉类多，主要为钙、磷、钾和碘等，特别是碘含量丰富。

水产品的蛋白质含量丰富，包含各种人体必需的氨基酸，不但数量优于禽畜产品，而且更易于被人体消化吸收。生活中常见的鱼类营养成分差异不大，但鱼类的粗蛋白含量要略高于虾蟹类和贝类。除了蛋白质以外，水产品中还含有丰富的亚麻酸 (ALA)、花生四烯酸、亚油酸等人体必需脂肪酸和二十碳五烯酸 (EPA)、二十二碳六烯酸 (DHA) 等 ω-3 系列不饱和脂肪酸。多吃富含不饱和脂肪酸的水产品，有助于提高脑细胞的活性，增强人的记忆力和思维能力。此外，减少膳食脂肪和胆固醇摄入量，适当增加单不饱和脂肪酸摄入对高血压人群降低血脂水平、控制血压是很有效的。

6 让"奶声奶气"的它给你的生活添一抹色彩

认识乳系家族

母乳

母乳是6个月内婴儿最理想的天然食品，是任何代乳品都无法媲美的。初乳（1~12天）的蛋白质含量高，脂肪含量低，含有大量免疫因子，最适合婴儿食用。随着泌乳时间延长，13~30天为过渡乳，2~9个月为成熟乳，10个月以后为晚乳，其蛋白质、脂肪、碳水化合物和矿物质含量逐渐降低。

牛奶

牛奶是最古老的天然饮料之一，被誉为"白色血液"。牛奶含有丰富的蛋白质、脂肪、维生素和矿物质等，乳蛋白中含有人体所必需的氨基酸；乳脂肪多为短链和中链脂肪酸，极易被人体吸收；牛奶中的钾、磷、钙等矿物质配比合理，易被人体吸收。

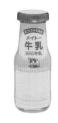

羊奶

羊奶中的脂肪球大小与人奶相同，是牛奶脂肪球的1/3。羊奶含有大量的乳清蛋白和上皮细胞生长因子，某些可导致过敏的异性蛋白的含量比牛奶少。因此适合肠胃功能较弱、体质较差、喝牛奶拉稀或过敏的婴儿，是母乳的首选代用品。

马奶

马奶的蛋白质含量高，含有丰富的维生素和矿物质。其氨基酸含量丰富，脂肪含量却只有牛奶的一半，容易被人体消化吸收，对于预防高胆固醇血症、动脉硬化有良好作用。

骆驼奶

骆驼奶对于许多人来说较为陌生，但在许多国家骆驼奶已经被视为一种不可替代的营养品。对消化性溃肠病人和高血压病人都有好处。

牛奶 vs 酸奶，你更爱谁

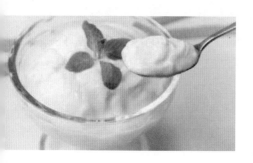

除了各种各样的牛奶外，市场上还充斥着各种添加果汁、果酱等辅料的酸奶饮品。那么酸奶和牛奶到底哪个更好呢？首先，想补钙又不想摄入额外的热量，牛奶是较好的选择。市面上大部分酸奶（风味酸乳、风味发酵乳等）都有额外添加成分，比如果肉和大量糖分。除非你能够习惯无糖酸奶，否则含有添加剂的酸奶其热量不会低于纯牛奶。但是如果你对乳糖不耐受，一喝牛奶就拉肚子，这时候酸奶会是更好的选择。用酸奶替代牛奶可以很好地解决乳糖不耐受的问题。此外，酸奶中的益生菌还可以调节肠道微环境，使肠道蠕动更快，从而改善便秘。

"奶声奶气"，但却个性十足

乳制品家庭是个大家族，除了我们经常喝的牛奶以外，还包括奶粉、炼乳、干酪、干酪素、乳糖、奶片等。奶粉适合大多数人，脱脂奶粉口味较淡，适合中老年人、肥胖和不适于摄入脂肪的人群。炼乳通常很甜，必须加 5~8 倍的水来稀释食用，其优点是可以较长时间贮存。奶酪的浓度比酸奶高，对于孕妇、中老年人及成长发育旺盛的青少年来说，奶酪是最好的补钙食品之一。但是老人最好还是不要吃奶酪，因为老人的消化系统不利于消化奶酪。严格来讲，含乳饮料并不属于乳制品。

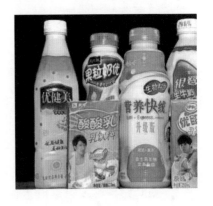

含乳饮料在加工的过程中加入了各种糖液、酸味剂等调味料，因此口感比常规乳制品要好，深受儿童喜爱。但其营养价值不高，尽量少给孩子喝。

7 生活处处有彩蛋——蛋类及其制品

"鸡蛋里面挑骨头"——不同人群如何选择蛋类

蛋类含有丰富的蛋白质和多种微量元素，营养丰富。不同的蛋类所含的营养素略有差异，但总体来说差别并不大。

鸡蛋

民间认为鹌鹑蛋比鸡蛋有营养。实际上，就蛋白质含量而言，鸡蛋的蛋白质含量略高于鹌鹑蛋，钙和钾的含量也略高于鹌鹑蛋。而且鸡蛋里面的蛋白质和氨基酸比例适合人体生理需要，易被人体吸收，利用率达 98% 以上。因此普通人群没有

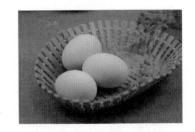

必要刻意去吃鹌鹑蛋。

鹌鹑蛋

鹌鹑蛋的铁、锌、硒、磷的含量都高于鸡蛋，并含有丰富的视黄醇和核黄素，适合生长发育期的少年儿童食用。但需要注意的是，不管是鹌鹑蛋还是鸡蛋，其蛋黄的脂肪含量都很高，而且富含胆固醇，因此患有脑血管病的人不宜多吃鹌鹑蛋。

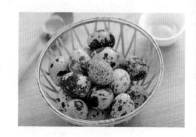

鸭蛋

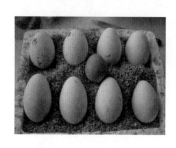

鸭蛋可被加工成松花蛋、咸鸭蛋，适合不同的人群食用。病后体虚、燥热咳嗽、咽干喉痛等病人适合吃鸭蛋。但由于鸭蛋中的脂肪含量高于蛋白质的含量，胆固醇也高，食用过多鸭蛋易影响心血管系统的功能，所以中老年人不宜过多食用鸭蛋。

鹅蛋

鹅蛋比鸡蛋和鹌鹑蛋的口感略粗，多用于腌制咸鹅蛋。鹅蛋的营养丰富，其中含有丰富的单不饱和脂肪酸（约占总脂肪酸的 55.8%），适合 2 型糖尿病和高血脂的人群食用。鹅蛋蛋黄中的卵磷脂及丰富的铁和硒对人脑及神经组织的发育有益，对于儿童生长发育，特别是脑部的发育大有好处。

鸡蛋的"家长里短"——蛋黄与蛋白之争

很多人认为鸡蛋白的营养价值高于蛋黄，很多小孩子也因为蛋黄的口感问题，拒绝食用蛋黄。那么到底是蛋白好，还是蛋黄好呢？

大家普遍认为鸡蛋富含蛋白质，而鸡蛋的蛋白质主要集中在蛋白中。

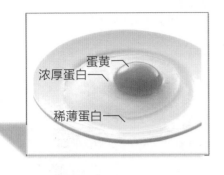

但事实却会让您大跌眼镜，从鸡蛋的营养成分表中我们可以看到，蛋白的蛋白质含量约为 9.8%~11.6%，而蛋黄的蛋白质含量却可以达到 15.2%~16.6%。也就是说，鸡蛋蛋黄中的蛋白质含量普遍高于蛋白，且蛋黄中必需氨基酸的含量（亮氨酸、异亮氨酸和赖氨酸等）也高于蛋白。是不是有点意外呢？

另外，从脂肪含量来看，鸡蛋蛋白的脂肪含量仅为 0.1%，而蛋黄中的脂肪含量达到了 19.9%~28.2%。其中富含单不饱和脂肪酸和多不饱和脂肪酸，分别占总脂肪酸的 41.3% 和 29.1%。脂肪酸具有清理血管中垃圾（胆固醇和甘油三酯）的功能，俗称"血管清道夫"。多不饱和脂肪酸中的 DHA 还具有健脑益智、改善视力的作用，俗称"脑黄金"。特别适合儿童、青少年食用。蛋黄中碳水化合物的含量，钙、磷、镁、铁、锌、硒等矿物质的含量和维生素 A 的含量也都高于蛋白。因此，总体来讲蛋黄的营养价值高于蛋白。

图图吞"蛋"要不得——谈谈蛋制品的那些事儿

蛋蛋家族除了常规的各种鲜蛋之外，还有一些"亲戚"相信大家也并不陌生，比如皮蛋、咸蛋、糟蛋、茶叶蛋和活珠子等。

皮蛋

皮蛋也称灰包蛋、变蛋、松花蛋等，是鸡蛋和鸭蛋的近亲。国家新标准 (GB/T9694-2014) 规定，皮蛋的含铅量必须在 0.5 毫克 / 千克以下，其铅含量与我们日常食用的鱼、肉、豆腐等食品相同，目前已不存在铅过量的问题。从营养价值上讲，皮蛋含有更多的蛋白质和碳水化合物，磷、钾、铁、锌、硒的含量也较高，

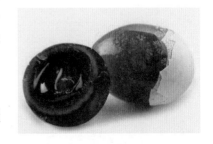

特别是硒的含量相较于鲜蛋几乎翻倍。脂肪和总热量却稍有下降。加之它特有的绚丽色彩和优良风味，可以增进人的食欲。

咸蛋

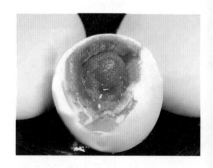

咸蛋又称盐蛋、腌蛋、味蛋等。通常采用鸡蛋、鸭蛋或者鹅蛋腌制而成。由于经过一段时间的腌制，咸蛋中的蛋白质和脂肪等变化不大，但其矿物质含量明显增加，钙、铁、锌、硒等含量相较于鲜蛋均明显上升。但需要注意的是，由于咸蛋在腌制的过程中使用了大量的盐，其钠盐的水平急剧增加。所以高血压、肾病病人不宜多吃。

糟蛋

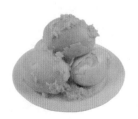

糟蛋是将鸡蛋或鸭蛋和糯米酒糟（或黄酒酒糟）加工而成的，糟蛋营养丰富，其中含有维持人体新陈代谢所必需的8种氨基酸。适量食用糟蛋，可以增进食欲，帮助消化，维持神经系统的正常功能，促进血液循环。

8 食不可果"负"——坚果

小小坚果花样多

坚果是植物的精华部分，可以说是生活中不可或缺的休闲食品。坚果一般分为两类：一类是树坚果，一类是籽坚果。树坚果是具有坚硬外壳的木本植物的籽粒，包括杏仁、腰果、榛子、核桃、松子、板栗、白果（银杏）、开心果、夏威夷果等。籽坚果是瓜、果、蔬菜、油料等植物的籽粒，包括花生、葵花子、南瓜子、西瓜子、莲子、芝麻、芡实米等。除莲子、芡实米之外，大部分籽坚果的油脂含量都很高。

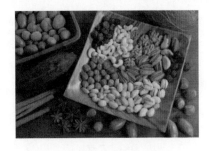

怎么吃坚果对身体好

老人不宜多吃坚果，坚果最好在上午吃，过敏人群慎吃坚果。成人的坚果食用量每天不超过 15 克。

来点调味剂，让我们的生活更有滋味

单身狗"争香吃醋"

调味剂是我们日常烹饪中不可缺少的用品，能够增加菜肴的色、香、味，促进食欲，是有益于人体健康的辅助食品。

酱油

酱油除食盐的成分外，还含有多种维生素、矿物质、氨基酸、糖类、有机酸、色素及香料等成分。它既能增加和改善菜肴的味道，还能增添或改变菜肴的色泽。酱油的鲜味和营养价值取决于氨基酸态氮含量的高低，一

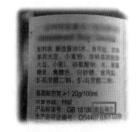

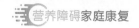
一般来说氨基酸态氮含量越高，酱油的等级就越高，也就是说品质越好。我国按标准将其分为高盐稀态发酵酱油和低盐固态发酵酱油。高盐稀态发酵酱油发酵温度较低，发酵时间长，一般为 3~12 个月，这种酱油口感好，价格也高。低盐固态发酵酱油发酵温度高，发酵时间短（20 日左右），口味不及高盐稀态发酵酱油，价格相对较低。

发酵酱油等级表

项目	指标							
	高盐稀态发酵酱油				低盐固态发酵酱油			
	特级	一级	二级	三级	特级	一级	二级	三级
氨基酸态氮（以氮计，克 /100 毫升）≥	0.80	0.70	0.55	0.40	0.80	0.70	0.60	0.40

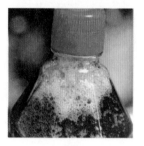
劣质酱油

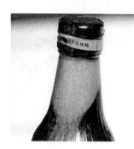
优质酱油

正常的酱油应为红褐色，摇起来会起很多微小的泡沫，不易散去。品质好的酱油颜色会稍深一些，但如果酱油颜色太深了，则表明其中添加了焦糖色，香气、滋味相对会差一些。另外，我们在日常挑选酱油时还应该根据用途挑选。酱油上标注供佐餐用或供烹调用，两者的卫生指标是不同的，所含菌落指数也不同。供佐餐用的可直接入口，卫生指标较好；如果是供烹调用的，则应慎用于拌凉菜。

食醋

食醋可以促进胃酸的分泌，增加食欲，减少盐的摄入量。在食物烹煮的过程中加一点醋，可以保护维生素 C 不被降解，同时还可以减少亚硝酸盐的产生。此外，食醋还在去腥、杀菌、提鲜方面具有其独特的优势。看似不起眼的一点点醋，往往让我们的饮食锦上添花，吃得健康。酿造食醋的工艺分为固态发酵和液态发酵。固态发酵主要是用高粱、麸皮等固态粮食及其副产品为原料，经较长时间发酵酿制而成，风味丰富。大部分的液体发酵是在粮食、糖类、果类或酒精等液态原料的基础上，引入醋酸菌来酿制，缩短了生产周期，但产出的醋风味相对单一。

酱

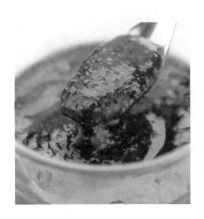

酱是以豆类、小麦粉、水果、肉类或鱼虾等为主要原料，加工而成的糊状调味品。我们常见的调味酱分为以小麦粉为主要原料的甜面酱，和以豆类为主要原料的豆瓣酱两大类；另外还有肉酱、鱼酱和果酱等调味品。利用一些酱料搭配食用，可起到画龙点睛的作用，增添菜色口感的层次与丰富性。例如，水煮菜配上美极鲜酱油、意大利面用肉酱拌匀，或者在刚烤好的酥脆吐司上抹上自己亲手制作的草莓酱，都别有风味，令人回味无穷。

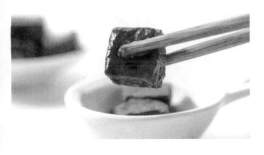
腐乳

腐乳是由大豆发酵后富含蛋白质的食品，如白色的腐乳是直接发酵而成的，红色腐乳是加了红曲酶发酵而成的。腐乳既可以用来当调料，也可以当作配菜。有传言称腐乳属于垃圾食品，吃多了伤身，这是真的吗？每 100 克腐乳含盐量大约在 3 克左右。每一小块腐乳约有 10 克左右，含盐量约在 0.3 克左右。正常作为调料食用时，一次吃半块到一块腐乳都是可以的。但是患有高血压的人群最好不要吃太多腐乳。此外，因为腐乳里面嘌呤含量较高，患有肾病、痛风和消化道溃疡的人群，还是要少吃或不吃，避免加重病情。

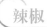
辣椒

辣椒富含辣椒素,能刺激唾液和胃液的分泌,增加食欲,促进肠道蠕动,

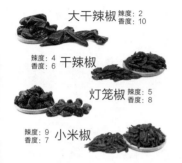

大干辣椒 辣度：2 香度：10

辣度：4 干辣椒 香度：6

灯笼椒 辣度：5 香度：8

辣度：9 小米椒 香度：7

帮助消化。还能够促进脂肪的新陈代谢，防止体内脂肪聚集。因为辣椒可以帮助人体发汗，最适合寒冷的冬季食用。辣椒最忌食用过量，不但会强烈刺激胃肠黏膜，引起胃痛、腹泻并使肛门有烧灼刺痛感，还可能诱发胃肠疾病，引起痔疮出血。因此，患有食管炎、胃肠炎、胃溃疡以及痔疮等病的人群均应少吃或不吃辣椒。

香辛料

香辛料主要是一些植物的干种子、果实、根、树皮做成的调味品的总称。它们的主要作用是为食物增加香味，而不是提供营养。下面简单介绍几种常见香辛料的功效。

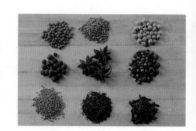

常见香辛料的功效

名称	功效
八角	治腹痛，平呕吐，理胃宜中，疗疝瘕，祛寒湿，疏肝暖胃
桂皮	益肝，通经，行血，祛寒，除湿
当归	补血活血，调气解表，为妇科良药
薄荷	清头目，宣风寒，利咽喉，润心肺，辟口臭
白芷	祛寒除湿，消肿排脓，清头目
姜黄	破气行瘀，祛风除寒，消肿止痛
丁香	宣中暖胃，益肾壮阳，治呕吐
孜然	宣风祛寒，暖胃除湿
胡椒	散寒，下气，宽中，消风，除痰
陈皮	驱寒除湿，理气散逆，止咳痰

调味品、添加剂？别再傻傻分不清楚

食品添加剂不等于违法添加物。大家对食品添加剂谈虎色变，更多的原因是混淆了非法添加物和食品添加剂的概念。把一些非法添加物的罪名扣到食品添加剂的头上显然是不公平的。食品添加剂是为了改善食品品质以及为防腐、保鲜和满足加工工艺的需要而加入食品中的天然或化学合成的物质。食品添加剂可以延长食品的贮存期，为人们提供更加美味和营养的食品。合法、规范、适量使用食品添加剂不会影响食品质量和安全。目前常用的食品添加剂有防腐剂、乳化剂、增稠剂、调味剂、食用色素、香精、香料等。

而食品调味剂就是我们上文所讲的那些，主要是为了增加食品的色、香、味，促进食欲，满足消费者的感官需要而使用的。食品调味剂和添加剂都是食品制作过程中的配料，但两者是不一样的东西。

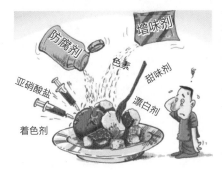 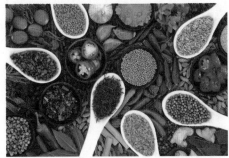

"复合" 真的好吗？——如何看待复合调味品

复合调味品就是将3种或3种以上的味道，复合到同一个调味品里面，满足功能化、营养化、方便化为特征的调味品。它是一种将某道菜肴所需要的几种甚至所有调味品融合到一起所生产出来的一种特定的调味品。专用于某种或者某类菜品的制作。比如火锅底料就是最常见的复合调味品之一。

复合调味品里面，不同的味道相互烘托，使交融在一起的味道变得更有层次，更为立体，实际上就是一个综合的美味解决方案。用复合调味品烹饪食品不需要太多的烹饪技能，用简单的烹饪方式就能把菜做好，因此复合调味品相对于单一的调味品更容易被人们接受和使用。

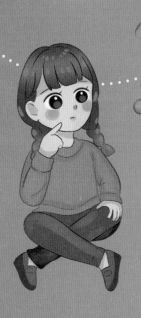

Part 3

呼吸系统疾病的营养康复

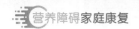

认识我们的身体——肺

人为什么要呼吸

人活着就必须呼吸，需要不断地从环境中摄取氧气并排出机体产生的二氧化碳。在新陈代谢过程中，机体所需的能量主要来源于食物中的糖类、脂肪和蛋白质的氧化。氧化就离不开氧，二氧化碳是人体的主要代谢产物之一。二氧化碳如果不能通过呼吸排出体外，造成血 pH 下降，就会导致酸中毒。酸中毒是相当危险的，严重时可危及生命。

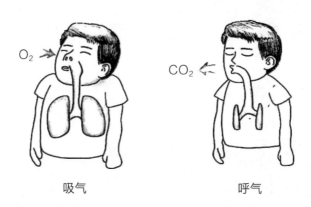

| 吸气 | 呼气 |

呼吸

呼吸系统的组成

呼吸系统最主要的功能就是进行气体交换，呼吸系统包括呼吸道和支持组织。呼吸道包括鼻腔、咽、喉、气管、左主支气管、右主支气管等。支持组织包括骨骼和肌肉（如肋间肌、腹肌、膈肌）。

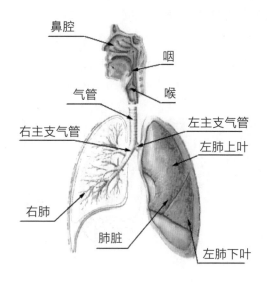

呼吸系统的组成

肺与外界直接相通，因此受环境的影响很大。外界的有害物质如微生物、过敏原、粉尘、有害气体等均可直接侵入肺部，引起肺部损伤。全身其他部位的病原体也可通过淋巴、血液循环扩散到肺。呼吸系统有完整的物理、生物和免疫预防功能，保障机体处于健康状态。

氧气在人体的"旅行"

吸气是将空气中的氧气吸入肺内。吸入的氧气先到肺里，然后由血液将氧气运输至脑、心脏、骨骼肌等全身各器官，各器官代谢后产生二氧化碳，通过血液再将二氧化碳运送回肺内。呼气是将体内产生的二氧化碳从肺内排到空气中。

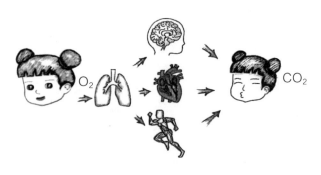

氧气在人体的"旅行"

呼吸的本质可以理解为气体的交换。气体的交换在人体中有两处，一处是肺泡与血液之间的肺换气；另一处是各器官组织细胞与血液之间的组织换气。生命的维持依赖于肺不断地进行气体交换。

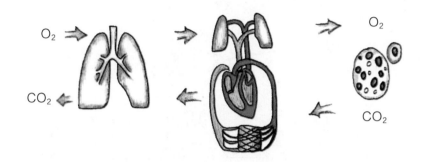

气体交换

营养与呼吸系统疾病有关吗

患有呼吸系统疾病的人由于长期缺氧、长期使用广谱抗生素等原因，多数存在消化功能障碍、胃肠道菌群失调等。此外，由于进餐时呼吸负荷加重，病人会出现气促厌食、食量减少等情况。同时，炎症、发热、躁动等因素可使病人处于高消耗状态。以上各种因素会导致有呼吸系统疾病的人越来越瘦，甚至营养不良。而营养不良也影响呼吸系统的结构和功能，从而对呼吸系统疾病的发生、发展及治疗产生影响。这就形成了一个恶性循环。

严重的营养不良至少在以下三个方面影响呼吸系统。

营养不良会降低呼吸肌功能

营养不良可直接导致呼吸肌（尤其是膈肌）萎缩和肌力、耐力减弱。当病人体重为理想体重的 71% 时，膈肌的肌纤维减少了 43%，呼吸肌肌力及最大通气量会显著下降。

营养状况影响肺部结构及功能

营养不良可能影响肺发育，导致肺功能受到影响。新生儿第1秒用力呼气肺活量与出生时体重呈正相关，宫内胎儿体重增长迟缓可能会抑制气道的生长发育；而且这种影响还会持续到成年后，其成年后死于慢性阻塞性肺疾病与出生和1岁时的体重过低存在相关性。

降低肺部免疫和防御能力

营养不良可损害机体的全身免疫功能，这个"全身"包括呼吸道免疫防御功能减弱、呼吸道感染发生率增高。有研究表明，营养不良与肺炎的发展有显著的相关性，病人营养不良时发生肺炎的概率明显增加。

得了呼吸系统疾病，该如何吃

呼吸系统疾病病人因为各种因素导致人越来越瘦，甚至出现营养不良。而营养不良也会影响呼吸系统的结构和功能，这就形成了一个恶性循环。急性呼吸系统疾病的治疗包括满足病人高消耗状态下的营养（包括蛋白质）需求。对于慢性呼吸系统疾病病人，营养治疗的重点是摄取均衡营养，维持或增加体重，从而保持正常的呼吸功能。

增加能量摄入

因为呼吸系统疾病病人通常消耗较大，加上长期咳嗽气喘食欲不佳，所以应适当增加能量摄入。

摄入优质蛋白质

对于呼吸系统疾病病人，在蛋白质摄入不足的情况下应适当增加优质蛋白质的摄入，可以有效防止呼吸肌萎缩，延缓呼吸肌功能减退。

增加抗氧化能力

呼吸系统疾病病人通常抗氧化能力下降，应增加抗氧化的营养素，如

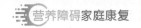

类胡萝卜素、维生素 C、维生素 E 及微量元素硒等。类胡萝卜素、维生素 C、维生素 E 在新鲜蔬菜及水果中含量丰富,微量元素硒在海带、海蜇、大蒜中含量较丰富。

肺炎与吃有关系吗

肺炎是指由各种病原体如细菌、病毒、真菌、寄生虫等引起的终末气道、肺泡和肺间质的炎症,也可由放射性、吸入性异物等因素引起,常见症状有发热、咳嗽、咳痰等,以细菌感染多见。

得了肺炎,该如何吃

无论是哪种类型的肺炎,其营养代谢变化都是相似的,病人的能量及蛋白质消耗大大增加。此时,如果病人的饮食情况未能随之调整并改善,就有营养不良的风险。

肺炎的营养治疗目的是通过饮食的调整或营养素的补充,给机体提供充足的能量和蛋白质,维持机体的能量消耗,提高抵抗力,预防肺部感染的进一步发展。

肺炎的营养治疗原则

▶ 保证食物多样性,以主食为主。食物种类、来源及色彩丰富多样,并注意主食的粗细搭配,副食的荤素搭配。按照一日三餐食物品种数的分配,早餐至少摄入 4~5 个食物品种,午餐摄入 5~6 个食物品种;晚餐摄入 4~5 个食物品种;零食应摄入 1~2 个食物品种。建议摄入的主要食物品种数见下表。

建议摄入的主要食物品种数

食物类别	平均每天种类数	每周品种数
谷类、薯类、杂豆类	3	5
蔬菜、水果类	4	10
畜、禽、鱼、蛋类	3	5
奶、大豆、坚果类	2	5
合计	12	25

注：不包括油和调味品

◗ 清淡易消化的食物。由于肺炎病人多存在食欲不振，故应适当减少脂肪的摄入量，给予清淡易消化的食物。肺炎急性发作期最好选择易消化吸收的半流质饮食，如肉菜粥、鱼茸南瓜粥等；同时尽量避免吃辣椒等刺激性食物，以及甜品、蛋糕等过甜食物，以免加重病情。肺炎恢复期仍建议吃比较容易消化的食物，食物形式可逐渐调整为软食，如蒸蛋、肉饼、蒸鱼腩、软米饭、面条等。

◗ 鼓励高能量、富含优质蛋白质的饮食。富含优质蛋白的饮食是指瘦肉、鸡肉、鱼肉、鸡蛋、牛奶等动物性食物以及豆制品等。动物性食物品种数平均每天要有 3 种以上，每周要有 5 种以上；奶、大豆、坚果类的食物品种数平均每天要有 2 种，每周要有 5 种以上，以提高机体抗病能力及维持机体的能量消耗。

◗ 矿物质的补充也要充足。肺炎病人发热时，最好餐餐都有新鲜蔬菜，天天都有新鲜水果。还应适当给予含铁丰富的食物如动物血、心脏、肝、肾等，含铜高的食物如芝麻酱、猪肉等，虾皮、奶制品等高钙食物。必要时可以服用专门的矿物质补充剂以保证矿物质的摄入充足。

◗ 多喝水。肺炎急性发作期建议适量、少量、多次喝水，每天不少于2000 毫升，而且喝水时间应平均分配在一天中。补充水分的最好方式是喝白开水，茶水对成年人来说也是比较好的选择。

◗ 规律作息，保证充足睡眠，每天睡眠时间不少于 7 个小时。

◗ 饮食不足、老人及有慢性消耗性基础疾病病人，可在医生及临床营养师的指导下，适当口服特殊医用食品。

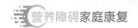

食物的选择

▶ 宜用食物：具有清热、镇咳和化痰作用的水果如梨、橘子等；牛奶、瘦肉、蛋类及豆制品等优质蛋白质含量丰富的食物；含维生素和矿物质丰富的新鲜蔬菜和水果如黄瓜、丝瓜、西红柿、冬瓜、绿豆芽、西瓜、柠檬、菠萝等；挂面、面片、馄饨、粥等易消化的主食。

▶ 忌（少）用食物：坚硬且含纤维高的食物；禁食大葱、洋葱等刺激性食物，以免加重咳嗽、气喘等症状；忌油腻食物；忌酒。

哮喘发作与食物有关吗

哮喘是常见的慢性疾病之一，全球约有 3 亿哮喘病人。各国哮喘的患病率从 1%~30% 不等，我国约为 0.5%~5%，且呈逐年上升的趋势。一般认为城市患病率高于农村，而我国已成为全球哮喘病死率最高的国家之一。

根据发病原因及发病年龄，可将哮喘分为外源性哮喘、内源性哮喘和混合型哮喘 3 种。外源性哮喘多有明确的季节性，幼年发病，有家族与个人过敏史，这类病人大多属于过敏体质，多因接触过敏原而诱发哮喘。内源性哮喘无明确季节性，诱因多为反复发作的上呼吸道或肺部感染，常在成年期发病。

为什么哮喘会突然发作

哮喘常在夜间和/或清晨突然发作、加剧，往往先有瘙痒、喷嚏等症状，而后迅速出现哮喘。典型的症状有咳嗽、胸闷、喘息，严重者面色苍白、口唇青紫、头冒冷汗，手脚发凉。多数病人持续数分钟至数小时可自行缓解或经治疗后缓解。症状多在接触动物毛发、化学喷雾剂、花粉、药物等物品或在气温突变、运动、情绪波动、呼吸道感染等情况下出现或加重。病人的支气管因过敏性炎症而变得肿胀和狭窄，导致呼吸不顺畅。

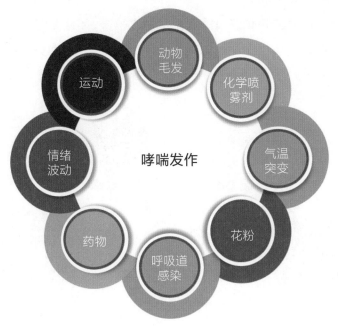

动物毛发

运动

化学喷雾剂

情绪波动

哮喘发作

气温突变

药物

花粉

呼吸道感染

哮喘发作的诱因

哮喘易发作的季节与时间

哮喘易发作的季节

哮喘多因吸入或食用某些外界致病源，通常为过敏性物质，如花粉、螨、鱼和虾以及羽毛、油漆等而发病。春暖花开的季节，人们往往乐于携亲带友外出郊游、旅行，各种花粉随风而"入"，哮喘的发病率自然会增加。对于部分支气管哮喘病人而言，春季是危险的。各种鲜花和柳絮，都可能是病人的致病源，常常会"防不胜防"。

哮喘易发作的时间

哮喘可在任何年龄发病，大多数于 4~5 岁前开始发病，部分病人可以在青春期自愈或病症大大减轻。目前认为具备以下情况（如下图）的人将来可能会成为哮喘病人。

确定有过敏原的哮喘病人需避免接触过敏原，如已知对某种花粉过敏，则尽量不去此类花粉可能存在的场所。外出要戴口罩，避免吸烟、酗酒、受凉等。踏青郊游时最好随身携带万托林等速效平喘药物，以备不时之需。

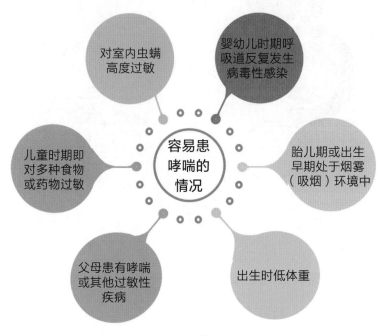

容易患哮喘的情况

食物对哮喘的影响

高蛋白食物

科学研究表明：饮食因素在过敏性疾病的发展过程中起重要作用。许多食物可以成为哮喘变应原，特别是高蛋白质食物更容易引起过敏反应。

常见的致敏食物有牛奶、鸡蛋、小麦、谷物、巧克力、柑橘、核桃、海鲜、河鲜等。同种属性的食物常有共同的变应原特性，可能发生交叉过敏反应。食物过敏引起的呼吸系统疾病有哮喘、过敏性鼻炎等。要确定是否是由食物过敏引起的哮喘，需根据病史、体检以及必要的实验室检查综合判断。

富含水果、蔬菜和全谷物的饮食

有研究表明，富含水果、蔬菜和全谷物的饮食有助于降低哮喘症状的发生频率。坚持这种饮食的男性发生哮喘症状的概率降低30%，女性则降低20%。此外，坚持这种饮食的男性哮喘控制不良的可能性降低60%，而女性是27%。

膳食结构

膳食结构也对哮喘有影响。研究表明，高脂肪膳食诱导的肥胖已被证明可诱发或加重哮喘；而另外一些膳食干预方式可能对过敏性疾病的预防或缓解具有一定的作用，包括多不饱和脂肪酸、膳食纤维、短链脂肪酸、维生素 A 和维生素 D 等。

母亲的饮食

母体的饮食甚至在出生前就已经对我们的健康产生了影响，还会影响母乳喂养儿童对食物和环境中抗原 / 过敏原的免疫反应。有证据表明，母亲在哺乳期接触过敏原，或新生儿在早期接触过敏原，实际上可能有助于诱导对这些"无害"抗原的免疫耐受性，从而防止孩子发生过敏。

一管血帮您找出"哮喘发作元凶"

现在可以通过抽血检查来检测过敏原，找出引起过敏的物质。需要进行过敏原筛查的有湿疹、荨麻疹、过敏性鼻炎、哮喘、银屑病等人群。当明确对某些物质过敏后，需避免接触这些物质。

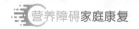

哮喘发作的人该如何吃

哮喘发作时高度应激及病人常处于焦虑、恐惧的情绪中，能量消耗多，营养需求大。长期反复的哮喘发作，病人常难以正常进食，从而影响了营养素的摄入。长期缺氧状态也易造成消化功能减退，从而导致各种营养素的吸收、利用减少。哮喘病人的治疗药物一方面易引起胃肠道应激反应、肠道菌群紊乱，会影响营养物质的吸收；另一方面对骨代谢亦有一定影响。由此可见，"哮喘"与"营养不良"常常是如影随形的。

营养治疗原则

对于哮喘病人，在使用药物的同时，应注意营养治疗。首先是找出引起哮喘的食物变应原，加以排除，不进食可能有交叉过敏反应的同属食物，以消除症状及恢复正常的胃肠道消化和吸收功能。每个人的营养状况、饮食习惯及基础疾病等均存在一定的差异，膳食建议不可一概而论。哮喘病人应根据自己的实际情况，避免进食引发哮喘的食物，有需要时不要忘记求助临床营养师。

▶ 根据自身的实际情况选择食物，合理忌口。如果引起哮喘的过敏食物有多种，则应提供营养丰富的、已经排除变应原的饮食，由营养师制订专门的食谱，以保证足够的营养供给。

▶ 婴儿慎食牛奶。婴儿期尽量母乳喂养。避免早于 4 个月月龄（一般建议在 6 个月左右）添加辅食，如牛奶、鸡蛋、鱼类，会延续过敏体质患儿哮喘发病。婴儿期用低敏奶粉可能有助预防哮喘发病。饮用牛奶引起哮喘发作的婴儿，在 2 岁以后可谨慎地再次试用。

▶ 保证营养供给。加强营养治疗，同时应补充各种营养素，包括矿物质以及维生素等。

▶ 避免刺激性的食物。饮食宜清淡，过冷或刺激性食物可导致支气管痉挛，应尽量避免。戒烟忌酒。

▶ 加强营养治疗。哮喘呈持续状态时，可适当口服特殊医用食品加强营养，防止营养不良发生或加重。

▶ 小心食品添加剂。哮喘病人都应该小心食品添加剂，如各种罐头。

有些保质期比较长的食品，都会加入一些保鲜剂或抗氧化剂，还有一些调味品含有亚硝酸盐等，均可诱发哮喘。

营养治疗

哮喘病人的饮食宜清淡、少刺激，不宜过饱、过咸、过甜。在发作期可进食软食或半流质饮食，既有利于消化吸收，又可防止食物反流。但不能过分限制饮食，否则会失去本应从饮食中供给的营养素，使机体免疫力降低，易患上呼吸道感染，反而使哮喘的发病率升高了。

保证充足的能量

▶ 能量：每天能量供给不低于每千克体重 30 千卡。哮喘发作时按症状轻重不同，每天能量供给可为平时的 1.3~1.5 倍；缓解期内，每天能量供给可为平时的 1.2 倍。

▶ 碳水化合物：碳水化合物的供能比约为 50%，而且不宜过快、过多地进食纯碳水化合物类食物。但碳水化合物的摄入量低于 100~150 克 / 天，就有引起酮症的风险。因此不可一味地限制主食、减少碳水化合物摄入量，应在摄入适当碳水化合物的前提下，合理地予以控制。

▶ 蛋白质：蛋白质供能比例以 15%~20% 为宜，且优质蛋白应占一半以上，但需避免食用能够引发哮喘的含蛋白质丰富的动物性食物。哮喘病人应根据自己的实际情况，合理地忌口。此外哮喘病人可用一部分优质植物性蛋白质（如大豆及大豆制品）替代动物性蛋白质。

▶ 脂肪：高脂饮食尤其适用于合并二氧化碳蓄积的病人。但高脂饮食并非平衡健康的饮食模式，且多数病人可能合并其他心脑血管、代谢、肝肾疾病等，宜将脂肪供能比例控制在 20%~30%。但在哮喘急性发作期，病人合并二氧化碳蓄积、高碳酸血症，可考虑适当提高脂肪的供能比例，30% 甚至更高的比例都是允许的。但应以植物油为主，可适当食用深海鱼油。

▶ 注意补充水分：在哮喘发作时，特别是严重发作时，体内水分的丢失较多，使痰液黏稠不易咳出，应及时补充水分。鼓励轻症病人多饮水，每日饮水量应达 2000 毫升以上。日常生活中大家可根据口渴程度、尿量及尿液颜色判断自己是否缺水。感觉口渴是身体明显缺水的信号。随着机体失水量的增加，除了口渴外，尿少、尿呈深黄色也是缺水的信号。

◗ 矿物质：流行病学证据提示盐摄入过多与支气管哮喘有关，故哮喘病人食盐摄入量应少于每天 5 克。另外，镁可直接作用于支气管平滑肌，引起气道扩张。同时注意各种微量元素，尤其是具有抗氧化作用的微量元素硒的补充。

◗ 维生素：补充足够的维生素，尤其要注意维生素 A、维生素 C、维生素 D、维生素 E 及胡萝卜素的补充，它们能够减少支气管平滑肌的痉挛，从而预防支气管哮喘的发作。

少量多餐

少量多餐有利于减轻哮喘病人的呼吸困难及避免哮喘时咳嗽、呕吐而导致呕吐物吸入呼吸道。饱食可使膈肌上抬导致气短，应注意避免。

食物的选择

◗ 宜吃食物：牛奶、豆浆、果汁、菜汁、粥、面片、饼干、肉泥、肝泥、鱼丸等。

◗ 忌（少）吃食物：引起过敏的食物；辣椒、花椒、胡椒、咖啡、浓茶、酒等刺激性食物；萝卜、韭菜、豆类、薯类等产气食物；过甜、过咸、油腻、生冷的食物及饮料。

哮喘病人食谱举例

病情介绍：王某，男，67 岁，患有哮喘，体重 50 千克，身高 1.7 米。近 1 个月食欲差，近 2 天每餐仅进食 1 碗白粥，每天 4 餐，体重明显下降。

营养评估及营养方案：病人 BMI 为 17.3kg/m^2，呈消瘦型营养不良。病人目前以半流质饮食为主，每天能量摄入量不足 400 千卡，且膳食结构差，能量密度低。病人摄入量有限，即使调整膳食结构、提高膳食营养密度，天然饮食仍然较难达到目标（1500~1950 千卡）。因此，建议采用"半流质饮食 + 口服营养补充"的饮食模式，以维持能量平衡。

全天半流质食谱举例

餐别		食物及建议摄入量
早餐	（7点）	菜心肉片粥1碗（大米25克+瘦肉片50克+碎菜心50克）
上午加餐	（9点）	营养素250毫升（提供能量250千卡，蛋白质8~9克）
午餐	（12点）	生菜鸡蛋肉面1碗（面条50克+鸡蛋1个+生菜50克）
下午加餐	（14点）	营养素250毫升（提供能量250千卡，蛋白质8~9克）
	（16点）	水果200克
晚餐	（18点）	鱼茸碎菜粥1碗（大米25克+草鱼茸75克+碎香菜50克）
晚上加餐	（20点）	营养素250毫升（提供能量250千卡，蛋白质8~9克）
全天		烹调用盐不超过5克，油不超过30克

注：食谱中标注克数均指生重（去骨去皮）

"老烟民"饮食二三事

这里的"老烟民"指的是慢性阻塞性肺疾病（COPD）病人。COPD是以持续气流受限为特征，呈渐行性进展且不可逆性的一组疾病，简称慢阻肺。COPD常见于中老年人，主要包括慢性支气管炎、肺气肿等气道阻塞性疾病，其发病率和死亡率较高，造成了严重的经济负担和社会负担。2020年，COPD的治疗费用在全世界疾病治疗费用中排名第5位，死亡率排名第3位。

为什么大多数"老烟民"都比较瘦

"老烟民"由于能量消耗增加，机体处于高代谢状态，胃肠道菌群失调而导致消化、吸收功能障碍，气促厌食，摄食量减少；再加上心理、社会和环境因素的影响，最终导致"老烟民"越来越瘦，甚至出现营养不良。"老烟民"常伴有不同程度的营养不良，其发生率为 20%~60%，稳定期为 20%~35%，急性加重期可高达 70%。

能量消耗增加

COPD 病人呼吸肌负荷增加，比正常人增加了 15%~20%。另外COPD 病人能量消耗也高于正常人。COPD 病人每日用于呼吸的耗能约为 430~720kcal，较正常人高 10 倍。COPD 病人容易发生急性病情加重，一旦发热或者并发全身炎症反应，机体能量消耗又会进一步增高。

机体处于高代谢状态

由于感染、细菌毒素、炎症、缺氧、焦虑等综合因素使机体处于严重的应激和高分解状态，能量消耗和尿氮排出量显著增加。另外，COPD病人大量排痰也是机体氮丢失的一个途径。多种炎症因子增加蛋白质分解，而治疗用的激素类药物对蛋白质合成又有抑制作用，从而导致病人营养不良，免疫功能低下，造成恶性循环。

消化、吸收功能障碍

COPD 病人长期缺氧引起胃肠道淤血，进而影响食物的消化、吸收，易引起多种营养素缺乏。另外，广谱抗生素等药物使胃肠道菌群失调，最终导致消化吸收障碍。茶碱等药物对胃黏膜的刺激也影响病人的食欲和胃肠道功能，进而影响病人正常进食。

摄食量减少

COPD 病人多数为老年人，老年人随着年龄的增加、消化功能往往下降。对于晚期慢阻肺病人，呼吸困难和活动受限可能会导致进食费力、食物摄入减少，长期咳痰可能会改变病人的味觉，膈肌变平引起早饱，另外缺氧、某些药物副作用会导致恶心、消化不良、摄食量减少。

总体来说，摄食量减少，能量消耗增加，能量失衡，就容易发生营养不良。

"老烟民" 每天该怎么吃

慢阻肺会引起营养不良，营养不良又会加重慢阻肺症状，再导致更严重的营养不良，合理的营养支持治疗对于打破这种恶性循环非常重要。那"老烟民"每天该怎么吃？首先要遵循平衡饮食的大原则，每餐在保证主食、蛋白质类食物、蔬菜的基础上适当调整食物结构，强调"二高一低"：高蛋白、高脂肪、低碳水化合物；还要注意微量元素、维生素的补充。

优化日常饮食

"老烟民"能量消耗增加，因此需要摄入足够的能量以维持身体需要；但是进食过多又容易对身体造成负担，所以总能量比正常人增加 10% 左右即可。

◗ 蛋白质。众所周知，充足的蛋白质摄入对提高机体的免疫力十分重要。对 COPD 病人而言，每日蛋白质的摄入量在原来的基础上增加 20%~30%。但蛋白质摄入并非多多益善。蛋白质的代谢也要耗氧，且容易造成液体失衡，同时蛋白质摄入过多还将导致尿钙增多，造成机体内钙流失增加。所以需要摄入优质蛋白，如牛奶、鸡蛋和瘦肉等。每天可以喝 1~2 杯牛奶，吃 1~2 个鸡蛋和 2~3 两瘦肉。

◗ 脂肪。建议 COPD 病人的脂肪供能比例占每天摄入总能量的 30%~35%，并改善脂肪质量，减少饱和脂肪酸（如肥肉，鸡皮）摄入，最好选择高单不饱和脂肪酸，如茶子油、橄榄油等。也可在日常饮食中适当添加中链脂肪酸代替部分植物油，如花生油。

◗ 碳水化合物。不主张摄入过多的碳水化合物，碳水化合物占总能量的 50%~55%；若合并呼吸衰竭，应严格控制在 50%。即使减少碳水化合物的摄入量，COPD 病人的日常饮食也可选择全谷物和复合碳水化合物。这些食物纤维素含量很高，有助于改善消化系统功能和管理血糖。如豌豆、麸皮、扁豆、藜麦、豆类、燕麦、大麦等。

◗ 维生素与矿物质。食物是维生素和矿物质的最好来源，平时多吃水果、蔬菜、乳制品、肉蛋类、豆类及米面类，就能满足机体的维生素与矿物质需要。

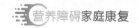

COPD 病人吃盐过多会导致血压升高，也可引起身体内的液体潴留，每天摄盐量小于 5 克，限制酱油、味精等化学调味品的摄入。

◗ 水。"老烟民"不能根据嗓子是否发干来判断身体是否需要喝水，每天应喝 2000~2500 毫升水（8~12 杯），此外淡茶、牛奶等都是不错的选择。如果食欲减退，应在饭前 30 分钟内避免喝水，以保证胃排空感。如果医生告知限制水分摄入，应遵医嘱执行。

◗ 其他方面。注意在一个相对舒适的环境进餐，避免过咸、过甜、辛辣刺激性食物，饮食应清淡，避免吃太烫或太凉的食物。每天吃五六餐，每餐吃七八分饱，细嚼慢咽，以进食后不产生饱腹感为宜。餐前避免剧烈运动。进餐时如感到呼吸困难，可以等呼吸平复后再吃，餐后走一走。

"打呼噜"与吃有关系吗

有些人一上床就秒睡，一睡着就打呼噜，声音堪比大型施工现场："xu~wu~xu~wu~"。天天睡在这样的人旁边，感情再好，都只想说一句："你一睡，我就疯了！"但也有人以为身边人呼噜打得越响，人就睡得越香。直到有一天，突然发现身边人一睡觉就有点瘆人，不仅呼噜声震得人"耳鸣"，且经常睡到一半坐起身，坐一会儿又躺下睡，一晚上反复好几次，但人却像在梦中，看着就像"中邪"。去医院看了才知道这是一种病。

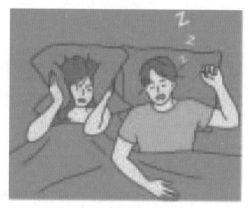

打呼噜

"打呼噜" 是怎么一回事

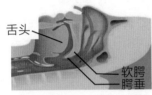
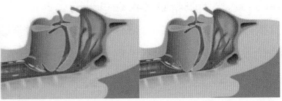

舌头

软腭
腭垂

正常人睡眠时呼吸道通畅　　打呼噜时呼吸道狭窄　　呼吸暂停时呼吸道完全阻塞

打呼噜时的气道

　　打呼噜 = 睡得香？大错特错！睡眠时，气流通过狭窄的呼吸道产生噪声，这就是打呼噜的本质。当呼吸道狭窄到一定程度时，出现短暂的呼吸道部分或完全闭塞，从而导致呼吸暂时停止，这就是睡眠呼吸暂停综合征（OSA）。睡眠呼吸暂停综合征是打呼噜的"升级版"。由于睡眠呼吸暂停综合征者须醒来才能重新打开呼吸道，故睡眠被分解得支离破碎。

　　现在肥胖的人群越来越多，睡眠呼吸暂停综合征的患病率也急剧上升。据估计，普通人群中中年男性睡眠呼吸暂停综合征的患病率是 27%，中年女性是 9%；而 65 岁以上的人，患病率估计是 19%~57%。由于"打呼噜"不是什么危急症状，其对人体的损害主要是对全身多系统的慢性影响，早期容易被忽略，等到不得不求医时才悔恨当初的不重视。

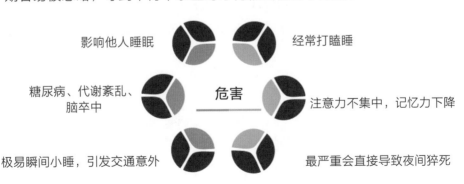

影响他人睡眠

糖尿病、代谢紊乱、
脑卒中

极易瞬间小睡，引发交通意外

危害

经常打瞌睡

注意力不集中，记忆力下降

最严重会直接导致夜间猝死

打呼噜的危害

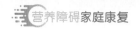

减肥对治疗"打呼噜"有用吗

肥胖是睡眠呼吸暂停综合征发生和发展的主要危险因素。肥胖或重度肥胖的病人中睡眠呼吸暂停综合征的患病率几乎是正常体重人群的 2 倍。除少数睡眠呼吸暂停综合征病人外，减肥对于改善睡眠呼吸暂停综合征是一种有效的方法。减肥（包括外科手术）已被证明可以减轻睡眠呼吸暂停综合征的严重程度和症状。

"打呼噜"的人该如何管理体重

既然胖子容易得睡眠呼吸暂停综合征，那么，对于所有超重或肥胖的睡眠呼吸暂停综合征病人，我们都建议减肥。减肥有一系列的综合措施，包括行为矫正、饮食疗法、运动、药物治疗及外科手术等。

判断体重情况

我们通常会用体重指数 [BMI= 体重（kg）÷ 身高（m）^{2}] 来衡量一个人到底是正常，还是消瘦或肥胖。除此之外，医生还会根据您是否存在腹型肥胖（男性腰围最好不要大于 85 厘米，女性腰围不大于 80 厘米），是否存在心血管危险因素（如高血压、糖尿病、血脂异常）以及共存疾病（如睡眠呼吸暂停综合征、非酒精性脂肪性肝病）来建议您是否需要进行体重管理。

超重、肥胖 BMI 筛查

年龄（岁）	超重 BMI		肥胖 BMI	
	男孩	女孩	男孩	女孩
6~	≥ 16.9	≥ 16.7	≥ 18.2	≥ 18.1
7~	≥ 17.4	≥ 17.2	≥ 19.2	≥ 18.9
8~	≥ 18.1	≥ 18.1	≥ 20.3	≥ 19.9
9~	≥ 18.9	≥ 19.0	≥ 21.4	≥ 21.0

续表

年龄（岁）	超重 BMI		肥胖 BMI	
	男孩	女孩	男孩	女孩
10~	≥ 19.6	≥ 20.0	≥ 22.5	≥ 22.1
11~	≥ 20.3	≥ 21.1	≥ 23.6	≥ 23.3
12~	≥ 21	≥ 21.9	≥ 24.7	≥ 24.5
13~	≥ 21.9	≥ 22.6	≥ 25.7	≥ 25.6
14~	≥ 22.6	≥ 23.0	≥ 26.4	≥ 26.3
15~	≥ 23.1	≥ 23.4	≥ 26.9	≥ 26.9
16~	≥ 23.5	≥ 23.7	≥ 27.4	≥ 27.4
17~	≥ 23.8	≥ 23.8	≥ 27.8	≥ 27.7
成人（≥ 18）	≥ 24		≥ 28	

生活方式干预

对于超重和肥胖的朋友，推荐的初始治疗是生活方式干预。包括以下内容。

设定现实的目标

首先，制订一个切合实际的减重目标，如每周减重 0.5~1 千克，或 6 个月内较开始时体重减轻 5%~10%。为了达到这个目标，每天要在目前的饮食基础上少吃一些。

自我监测

自我监测是减肥计划成功的要素之一，包括记录食物日记、运动情况和自我称重等。

◗ 食物日记：做好一日三餐的记录，不仅要记录送进嘴里的所有东西，还要拍照。拍照时应注意以下 3 个方面：拍照只展示 1 人份的食物；所有吃喝的食物都要拍照，包括饮料、粥、汤、酱等；认真拍照和记录食物的品种和数量，力求准确。通过这个记录过程检视自己每天的饮食，防止稀里糊涂地吃下很多的食物，继而控制食物的摄入。

◗ 自我称重：一般建议在早上起床后，穿单衣裤，排空大小便，最好安排一个固定的时间测体重，每天测一次体重并记录下来，做到对自己的

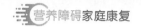

体重心中有数。

控制刺激因素

控制刺激因素的重点是，尽量消除或改变诱发进食的环境因素，如减少边看电视边吃饭、减少边玩手机边吃饭。由于食物是导致体重增加的关键因素，所以建议购买更多低热量的新鲜水果和蔬菜，并将它们放在冰箱或桌面上显眼的位置。

多运动

中高强度的有氧运动与适当的力量训练相结合是最理想的，每周进行中等强度的有氧运动如快走、慢跑、游泳等5次以上，有助于提高能量消耗，有效减轻体重、腰围和体脂含量。抗阻运动如举重、深蹲、卷腹、平板支撑等，每周2~3次，隔天进行。然而，不管做什么运动都比不运动要好。另外，运动最重要的是量力而行、循序渐进、持之以恒，切不可操之过急，否则会适得其反。

家人和朋友的鼓励、支持

家人和朋友的鼓励、支持会带来很有效的减重效果。

营养教育和膳食计划

建立明确的膳食结构比盲目减肥效果更好。

🌙 进食方式。少食多餐，定时定量，减少不必要的进食。吃的过程很关键，吃得慢才有充足的时间让身体产生"吃饱了"的感觉。餐前小口啜饮一杯水或一碗汤，就餐时细嚼慢咽，慢慢品味食物的口感、味道，每顿饭吃20~30分钟。

🌙 注意烹调方式。清淡饮食，烹调植物油一般 ≤ 20克，盐 ≤ 5克。烹调方式多用水煮、清蒸、焖烧，少用煎炸。有研究发现，低盐饮食有助于控制打呼噜。

🌙 限能量平衡膳食。限能量平衡膳食是一种在限制热量摄入的情况下满足人体基本营养需求的膳食模式。它的原理是限制总热量的摄入，保证摄入的热量小于消耗的热量，同时配合合理的运动，以达到减肥的目的。通常在平时摄入饮食能量基础上减掉1/5到1/4，比如说，原来每天摄入2000千卡，现减到1500千卡左右，感觉到饿时，可吃一些高纤维的蔬菜、水果。下面提供了 3 种不同热量的限能量平衡膳食方案，供大家参考。

热量为 1300 千卡左右的限制能量平衡膳食食谱

餐次	食物及建议摄入量
早餐	主食 50 克 + 鸡蛋 1 个 + 脱脂奶 250 毫升或无糖酸奶 200 克 + 蔬菜 50~100 克
午餐	主食 50 克（粗杂粮各占一半）+ 草鱼肉 75 克 + 蔬菜 200~250 克 + 油 10 克
加餐	水果 200 克
晚餐	主食 50 克（粗杂粮占一半）+ 蔬菜 200~250 克 + 瘦肉 50 克 + 油 10 克

热量为 1500 千卡左右的限制能量平衡膳食食谱

餐次	食物及建议摄入量
早餐	主食 50 克 + 鸡蛋 1 个 + 脱脂奶 250 毫升或无糖酸奶 200 克 + 蔬菜 50~100 克
加餐	水果 200 克
午餐	主食 50 克（粗杂粮占一半）+ 草鱼肉 150 克 + 蔬菜 200~250 克 + 油 10 克
加餐	半根玉米棒
晚餐	主食 50 克（粗杂粮占一半）+ 瘦肉 75 克 + 蔬菜 200~250 克 + 油 10 克

热量为 1800 千卡左右的限制能量平衡膳食食谱

餐次	食物及建议摄入量
早餐	主食 50 克 + 鸡蛋 1 个 + 脱脂奶 250 毫升或无糖酸奶 200 克 + 蔬菜 50~100 克
加餐	水果 200 克
午餐	主食 75 克（粗杂粮占 1/3）+ 草鱼肉 150 克 + 嫩豆腐 150 克 + 蔬菜 200~250 克 + 油 10 克
加餐	脱脂奶 250 毫升或无糖酸奶 200 克
晚餐	主食 75 克（粗杂粮占 1/3)+ 瘦肉 75 克 + 蔬菜 200~250 克 + 油 10 克

　　注：以上食物重量均为生重，且应注意用餐顺序：先吃蔬菜，再吃肉类，最后吃米饭

这种减肥方式虽然速度相对慢些，但是比较持久。睡前不要吃辛辣刺激性食物，最好不要喝牛奶，乳制品可能会使喉部产生过多黏液，阻塞呼吸道，进而引起睡眠呼吸暂停。

◗ 多喝水。当身体缺水时，鼻腔和咽部的分泌物会比较黏稠，可加重打呼噜。成年人每天应该喝 1500~2000 毫升水，大概就是 2~3 瓶矿泉水。

◗ 戒烟、戒酒。烟酒会加重打呼噜。特别是酒精会加重或诱发打呼噜。建议睡前 4 小时不喝酒。

简而言之，定目标、做计划、常监测、写记录、慢慢吃、多运动、要鼓励、多支持。漫漫减肥长路，踏出第一步，就没那么难了。

对减肥效果的评估

除了关注体重外还须关注：人体内的脂肪是否减少了？人体内的水分是否丢失了？人体内的肌肉是否丢失了？

在减肥前及一个减肥周期结束之后，减肥者均要测一测体成分，对比看一看体重减掉了多少，人体内的脂肪、水、肌肉分别减掉了多少，然后对减重效果做一个评估。减重的目标是让打呼噜者重新获得健康，减去更多的脂肪，保留更多的肌肉。

减肥后保持体重

体重反弹是肥胖治疗的常见问题。我们的身体似乎存在脂肪组织量的"设定点"，即会在体重减轻后分泌反调节激素以恢复到较高的体重。此外减肥本身也会减少能量消耗，不利于减重状态的维持。所以，包括控制进食量和坚持运动的生活方式等的调整策略仍是一切长期体重管理计划的基础。怎样去维持已经减下来的体重呢？

我们推荐以下措施：

◗ 严格自我监督，经常称体重。

◗ 经常且有规律地参加运动。

◗ 有自信能够控制体重。

◗ 采取限能量平衡饮食。

"肺痨" 如何食补

结核分枝杆菌可以入侵我们身体的几乎所有组织、器官而引发疾病，统称为结核病。2018 年全球新发结核病为 1000 万例，120 万例因之死亡；我国结核病病人位居全球第 2 位，估算新发病人为 86.6 万例，3.88 万例死于该病。因其致死人数高于其他任何一种传染病，所以结核病是世界重大的公共卫生问题之一。

什么是"肺痨"

"肺痨"，学名肺结核，是由结核分枝杆菌感染肺部引起的一种慢性传染病，是结核病中最常见的一种疾病。影视剧里边最常见的桥段是"咯血"，除了这个症状，咳嗽、咳痰、发热（多表现为午后低热）、盗汗也是常见的，病程长可出现消瘦、女性月经不调等。但是还有部分人没有任何症状，仅在健康体检中发现。

"肺痨" 如何食补

"肺痨"是一种慢性、消耗性疾病。病人的能量及蛋白质消耗大大增加，摄入严重不足。如果病人的饮食情况未能随之调整并改变，病人就会出现营养状况不良，表现为体重很快下跌，甚至发生蛋白质－能量营养不良。

一旦患上了肺结核，饮食方面也是不能被忽视的。患肺结核的人，该如何食补呢？高能量、高蛋白质、高维生素饮食是肺结核食补的关键。

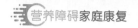

鼓励进食高热能密度的食物

少量反复出血、发热、咳嗽、腹泻等这些症状都要消耗能量，要求总能量供应高于正常人，应以能维持正常体重为原则。若病人因严重毒血症而影响消化道功能，应根据实际情况，循序渐进，提供既营养又易于消化的膳食，如蒸蛋、肉沫面条、鱼茸小米粥等。

多摄入高蛋白的食物

对于结核病病人来说，需要坚持高蛋白饮食，其中优质蛋白应占50%以上。富含优质蛋白质的食物包括肉类、乳类、蛋类、禽类和豆制品等，尽量摄入含酪蛋白高的食物，因酪蛋白有促进结核病灶钙化的作用。牛奶及乳制品不仅含有丰富的酪蛋白，还含有丰富的钙，这两样均能促进病灶的钙化，因此被认为是结核病病人补充蛋白质的最佳选择。

少摄入高脂肪的食物

膳食脂肪摄入过多，易出现消化不良和食欲减退。而消化脂肪类的食物比消化其他的食物需要耗费更多的时间和能量，身体的负担会加重。结核病病人脂肪和类脂质代谢都会发生障碍，身体不一定能够消化这些高脂肪的食材。故饮食应清淡、易消化和吸收。

碳水化合物

碳水化合物是能量的主要来源，可按病人平时食量而定，不必加以限制，而且应该适当加餐以增加进食量。病人如果有糖尿病，每天碳水化合物供给比例应适当减少。

多吃一些高纤维的食物

新鲜蔬菜、水果及粗粮富含食物纤维，经常食用可以保持大便通畅、预防便秘、防止消化不良。

补充维生素和矿物质

）维生素。慢性消耗性疾病对各种水溶性维生素和脂溶性维生素的消耗都会增加，尤其是 B 族维生素、维生素 C、维生素 D，因此要保证新鲜蔬菜、水果、奶类的摄入。维生素 B 含量丰富的新鲜蔬菜有青菜、胡萝卜、豆芽等；水果有梨、橘子、苹果等。动物内脏和蛋类等食物宜适量摄入。

）钙。鼓励病人行日光浴或户外活动，补充维生素 D，以促进钙的吸收。结核病灶修复时出现钙化过程，钙是促进病灶钙化的原料，钙不足对结核病灶的钙化不利。牛奶中钙含量高，吸收好，每天可以喝 250~300 毫升牛奶以增加饮食中钙的供给量。除牛奶外，豆制品、贝类、紫菜、虾皮、牡蛎等也是钙的良好来源。

）铁。反复咯血会造成铁的丢失。补血的同时要注意加强补铁。富含铁的食物包括动物肝脏、动物血液、肉类等。同时多吃富含维生素 C 的食物如奇异果、橙子等能促进铁的吸收。

戒烟酒

吸烟会导致或加剧咳嗽；饮酒能加重咳嗽和咯血，抗结核药物会和酒精发生反应，让病人出现头痛、头晕的症状，甚至发生休克。

其他

由于感染结核分枝杆菌是导结核病发生的直接原因，故应尽量减少与结核病病人特别是活动性结核病病人的接触。养成不随地吐痰的良好卫生习惯。结核病病人的痰要焚烧或用药物消毒。同时要加强健康教育，使大众懂得结核病的危害和传染方式。定时进行体格检查，按时给婴幼儿接种卡介苗，以使机体产生免疫力，减少结核病的发生。

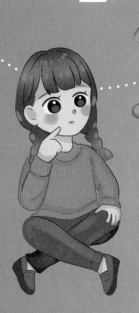

Part 4

消化系统疾病的营养康复

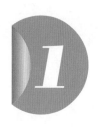

认识消化系统

机体为了维持的基本的生命活动，必须从外界摄入食物，从中获得足够的营养物质。消化系统的功能是摄取食物、消化和吸收食物中的营养素被机体利用，并将不能被机体所利用的废物排出体外。

消化系统家族的主要成员

消化道包括口腔、咽、食管、胃、小肠（十二指肠、空肠、回肠）和大肠（盲肠、阑尾、结肠、直肠、肛门）等。

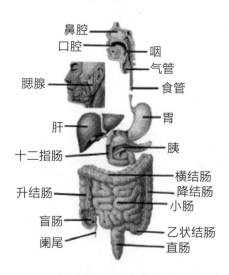

鼻腔
口腔
咽
气管
腮腺
食管
肝
胃
十二指肠
胰
横结肠
升结肠
降结肠
小肠
盲肠
乙状结肠
阑尾
直肠

消化系统的这些器官具有重要的生理功能，口腔是消化道的入口，能够感觉食物的味道和咀嚼食物。食管把食物输送到胃。胃分泌胃酸、酶和黏液，把食物混合搅拌成食糜。小肠分泌的肠液富含消化酶，把营养素吸收进入血液和淋巴系统。大肠吸收水分和矿物质，把未被吸收的食物残渣运送到直肠，通过肛门排出体外。

消化腺分为小消化腺和大消化腺两种。小消化腺散在于消化管各部的管壁内；大消化腺有三对唾液腺（腮腺、下颌下腺、舌下腺）、肝脏和胰脏。人每天各种消化腺分泌的消化液总量达 6~8 升，其主要成分是消化酶、电解质和水。

食物在体内如何被消化吸收

消化是指人摄取食物后在消化道内被分解成小分子物质后进入体内。消化有两种方式：一种是通过机械作用，把食物由大块变成小块；另一种是化学消化，在消化酶的作用下，把大分子变成小分子。食物的机械消化与化学消化大都是同时进行的。

吸收是指食物经过消化后所形成的小分子物质通过消化道进入血液或淋巴液的过程。

小肠是食物吸收的主要器官，食物受到胰液、胆汁及小肠液的化学性消化，绝大部分营养成分也是在小肠被吸收。未被消化的食物残渣，将由小肠进入大肠。

常见消化系统疾病的家庭营养康复

胃炎家庭营养康复

胃炎是指任何原因所致的胃黏膜炎症，临床上常分为急性胃炎和慢性胃炎。急性胃炎的常见病因有化学性刺激，如大量饮酒；细菌病毒感染；食物过敏或食物不洁等。胃炎的临床症状轻重不一，可有食欲减退、恶心、呕吐、上腹部疼痛、腹泻等，严重者可出现肠绞痛、发热、脱水、酸中毒等症状。

急性胃炎家庭营养康复

大量呕吐或剧烈腹痛时应禁食；因呕吐腹泻、失水量较多时，可补充水和电解质；急性发作期给予流质饮食，如米汤、藕粉、鲜果汁等。症状缓解后，可增加牛奶、鸡蛋羹、鸡蛋汤等，之后过渡到半流质饮食及少渣软饭。若伴有腹泻、腹胀等症状，应减少食用易导致胀气和高脂肪的食物，如牛奶、豆浆、蔗糖等。

急性胃炎病人流质饮食举例

早餐：米汤

加餐：蔬菜汁

午餐：牛奶

加餐：果汁

晚餐：藕粉

加餐：酸奶

急性胃炎病人半流质饮食举例

早餐：米粥、鸡蛋羹、豆腐乳

午餐：青菜龙须面、素菜包、冬瓜熘鸡片

加餐：橙汁、蛋糕

晚餐：小米粥、西红柿烧豆腐、大白菜粉丝烩肉丸

慢性胃炎家庭营养康复

慢性胃炎是由多种原因引起的胃黏膜慢性炎症，最常见的是幽门螺杆菌感染。慢性胃炎的发病率随年龄增加而升高。预防慢性胃炎要注意养成良好的饮食习惯，合理选择食物，荤素搭配，达到平衡饮食；切忌过饥过饱，养成细嚼慢咽的进餐习惯。

禁食含粗纤维、坚硬、多肌腱及油煎炸的食物；不进食过冷、过热、过酸、过甜、过咸的食物；少吃辣椒、芥末等刺激性调味品；忌烟酒、浓茶、

咖啡等，减少对胃黏膜的刺激。

注意烹调方式。尽量采用蒸、煮、烩、焖、炖、汆等烹调方式，使食物细软易于消化；不用煎、炸、盐腌熏制、烧烤等烹调方式。

慢性胃炎病人食谱举例（少渣半流质饮食或软食）

早餐：稀饭、鸡蛋羹、发糕、豆腐乳

午餐：烂米饭、馒头、蛋饺烧菜心、鸭血烩豆腐

加餐：馄饨

晚餐：西红柿牛肉煮面条

加餐：酸奶、面包

区别对待不同类型的胃炎病人。对浅表性胃炎病人，需减少胃酸分泌，尽量选择发酵或加碱的食品；低盐、少油；避免喝肉汤、甜饮料，吃甜点和刺激性食物。

对于萎缩性胃炎病人，可适量增加肉汤、糖醋类菜品，刺激胃酸分泌，适当多吃含铁丰富的食品。

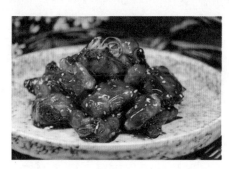

消化性溃疡家庭营养康复

消化性溃疡是指胃酸过多、幽门螺杆菌感染或胃肠道黏膜保护减弱等因素导致胃肠道黏膜被胃酸和胃消化酶消化而发生的溃疡。消化性溃疡好发于胃和十二指肠，也可发生在食管下段、小肠、胃肠吻合术后的吻合口以及异位胃黏膜处。

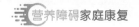

食物对消化性溃疡的影响

过分粗糙或过咸的食物，过冷或过热的食物及饮料可引起胃黏膜物理和化学性的损伤；不规则进餐也可破坏胃分泌的节律，削弱胃黏膜的屏障作用；酒精对胃黏膜有直接损伤作用，并可消耗体内大量的能量，破坏胃黏膜的营养屏障和削弱屏障功能，促进消化性溃疡的发生。

膳食中的脂肪能影响胃排空，使食物在胃中停留过久，促进胃酸分泌。膳食中的辛辣刺激性调味品，如黑胡椒、大蒜、丁香、辣椒等有刺激胃酸分泌的作用。

消化性溃疡病人的饮食建议

消化性溃疡病人的食物烹调方法宜选用蒸、煮、氽、烧、烩、焖等，不宜采用爆炒、滑溜、干炸、生拌、烟熏、腌腊等。食物尽量制成流质、半流质或软食，如稀饭、软烂米饭、包子、水饺、碎菜和肉丸等。

需要避免的食物包括含粗纤维多的食物，如粗粮、干黄豆、茭白、竹笋、雪菜、芹菜、韭菜、藕、黄豆芽，以及坚硬食物如火腿、香肠、蚌肉等；产气食物如生葱、生蒜、生萝卜、洋葱、蒜苗等；能刺激胃酸分泌的食品和调味品，如浓肉汤、肉汁、味精、香料、辣椒、咖喱、浓茶、浓咖啡和酒等；忌过酸、过甜、过咸和过冷、过热的食物。

消化性溃疡病人并发出血该怎么吃

当出血量大于 60 毫升以上时，应禁食，待出血得到控制，可进食冷流质食物。若流质温度过高，容易诱发再次出血。可用米汤、稀藕粉、豆浆、蛋花汤、婴儿米粉等，禁用肉汤、鱼汤及饮料。出血停止后，可吃少渣半流食，如鱼丸、鱼羹、肉末蛋羹、芙蓉鸡片等，主食可吃面包干、大米粥、小馄饨、挂面加蛋花等。蔬菜可选择含纤维素少的冬瓜或菜泥等。待病情基本稳定后再慢慢恢复正常饮食。

消化性溃疡病人食谱举例

急性发作期

早餐：米汤甩蛋花

加餐：藕粉

午餐：鸡蛋羹

加餐：婴儿米粉

晚餐：嫩豆腐脑

加餐：杏仁茶

过渡期

早餐：白米粥、面包、鸡蛋羹

加餐：银耳羹

午餐：西红柿（去皮）鱼丸烂面条

加餐：牛奶

晚餐：小馄饨、豆腐脑

加餐：藕粉

肝炎家庭营养康复

肝炎病人的常见症状有乏力、食欲不振、恶心、腹胀、肝区不适、肝功能异常，部分病人有发热、黄疸等，体格检查可有巩膜、皮肤黄染、肝大等。

肝炎对机体营养代谢的影响

肝脏是机体营养代谢的主要器官。肝炎导致机体蛋白质合成能力下降，引起酶活性异常、机体免疫力下降、凝血机制障碍，易发生出血等严重症状；碳水化合物的利用率下降，糖原储存减少，糖原异生增强等糖代谢紊乱，糖耐量降低、胰岛素抵抗和胰高血糖素降低；脂肪代谢紊乱，出现胆固醇降低，甘油三酯升高。肝炎导致肝脏摄取能力降低，吸收慢，转运、储存和利用都发生障碍，微量营养素代谢紊乱，机体容易缺乏维生素 A、维生素 C、维生素 E、维生素 D、铁、锌和硒。

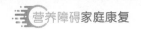

肝炎急性期的饮食调理

肝炎初期病人常有厌食、食欲不振、腹胀不喜油腻食物、脂肪吸收障碍等状况。此时，不宜过多摄入食物，不宜强迫病人进食。

饮食调理的原则是低脂高蛋白半流质或软食，干稀搭配，易消化，少量多餐，照顾病人的饮食口味，以免加重胃肠道负担。

主食以米面为主，可适当进食蜂蜜、糖类等。多吃新鲜蔬菜和水果，尤其富含维生素 C 的食物，如橙子、猕猴桃、青椒、豆芽等。保证富含优质蛋白的食物，如乳类、豆类、蛋类、鱼虾类、禽类、畜类等。多喝水和果汁，促进黄疸消退。禁吃刺激性食物、辛辣调味品；不吃油炸食物、限制高脂肪的食物和食盐。肝炎急性期病人往往食欲不佳，应为他们制订个性化饮食方案，充分考虑病人的喜好，同时满足机体营养的需要。

肝炎慢性期的饮食调理

肝炎慢性期的饮食调理目的是减轻肝脏负担，促进肝组织和肝细胞的修复，纠正营养不良，预防肝性脑病等严重并发症的发生。饮食调理的原则是提供营养均衡的膳食，易消化的软食或普通饮食。

食物选择

可选食物包括谷类、脱脂奶类、鱼虾等水产品、畜禽类的瘦肉、大豆及其制品、绿叶蔬菜、水果、适量植物油。

不宜选食物包括腌制品、肥肉、糕点、动物油、酒、烟、刺激性食物等。

食物烹调宜用低盐、少油的烹调方法，如拌、汆、蒸、炖等，不宜选用煎炸、高糖盐腌制、熏烤制作的食物。

食谱举例

早餐：小米粥、馒头、煮鸡蛋、酸奶

加餐：猕猴桃

午餐：米饭、清蒸鲈鱼、木耳炒青菜、西红柿猪肝汤

加餐：苹果

晚餐：面条、芦笋丁烩虾仁、丝瓜烧豆腐

肝硬化家庭营养康复

"肝硬化"是什么

肝硬化是常见的慢性肝脏疾病，是多种致病因素长期反复损害肝脏的结果，导致肝脏慢性纤维组织增生及肝实质细胞变性、坏死，假小叶形成，肝脏正常结构被破坏，使得肝脏变形、变硬。

肝硬化的饮食调理

肝硬化病人，通过合理调整饮食，可以增进食欲，改善消化功能，供给足量的营养素，增强机体抵抗力，促进肝细胞修复再生及肝功能恢复。其饮食原则是高能量、高蛋白质、高维生素和适量脂肪。

肝硬化病人该怎么选择食物

❥ 肝硬化病人的能量供给量应高于正常人，以保证肝细胞的修复和再生。可选择米面、畜禽肉类、鱼虾等水产类、乳类、豆类及其制品、蔬菜水果类。

❥ 优质蛋白质可以改善肝硬化病人的肝脏功能和营养状况，促进受损肝细胞的修复和再生。可选富含蛋白质的食物，如畜禽肉类、鱼虾等水产类、乳类、豆类及其制品等。但若病人伴有肝衰竭、肝性脑病时，则需要限制蛋白质饮食，以免血氨升高加重病情。

❥ 控制富含脂肪类的食物。每天脂肪供给量 40~50 克。富含脂肪类的食物，如油脂、坚果类、动物内脏等不宜多吃。

❥ 可以选择富含碳水化合物的食物，如米面类、根茎类、蜂蜜等。这些食物有利于糖原储备，促进肝功能的恢复。

❥ 适当选择动物肝肾、瘦猪肉、乳类可补充维生素 A、维生素 D、维生素 B 等；新鲜蔬菜和水果，如胡萝卜、南瓜、芒果、枇杷、杏等可补充维生素 A；柿子椒、绿叶蔬菜、苦瓜、西红柿、黄瓜、鲜枣、红果、柚子、橙子等可补充维生素 C。

❥ 注重其他微量元素的补充。肝硬化病人尿锌排出增加，肝内锌水

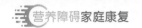

平降低，宜多吃瘦肉、蛋类、鱼类等含锌量高的食物；镁缺乏也常见于肝硬化病人，应多吃富含镁的食物，如绿叶蔬菜、乳制品和谷类食物。

肝硬化病人的食谱推荐

早餐：小米粥、鸡蛋羹

午餐：米饭、清蒸鲈鱼、素炒西红柿

晚餐：软面条、豆腐烩青菜

肝硬化病人伴有腹水时，如何调整饮食

肝硬化病人伴有腹水时，应严格限制钠和水的摄入量。有水肿或轻度腹水，建议采用低盐饮食，每天摄入食盐（氯化钠）少于 3 克，进水量限制在每天 1000 毫升左右；严重水肿或腹水时宜选择无盐或低钠饮食，进水量限制在 500 毫升以内。部分病人使用利尿剂可出现低钾血症，平时应多吃各种蔬菜、干豆类、肉、鱼等，这些都是钾的丰富来源。也可以用"无盐酱油"代替食盐调味（无盐酱油含钾不含钠）。

低盐饮食

禁用一切盐渍、酱制食物。每天摄入 2~3 克食盐或 10~15 毫升酱油。不吃或少吃含钠高的食物，如油饼、咸大饼、油条、咸豆干、咸花卷、咸面包、咸饼干、咸蛋、咸肉、火腿、酱鸭、板鸭、皮蛋、香肠、红肠、咸菜、酱菜和一切盐腌制食物，及其他含盐量不明的含盐食物和调味品。

无盐饮食

在食物烹调加工过程中不用含盐、酱油和其他钠盐调味品，全天膳食总含钠量在 1000 毫克以下。

低钠饮食

在无盐饮食的基础上，计算食物中钠的摄入量，每天控制钠摄入500 毫克以内。除禁用食盐和含盐调味品外，还应少吃钠含量高的食物，如加了碱的馒头、面条，用苏打粉做成的糕点等。同时密切观察病人血钠情况，注意防止低钠血症。

常见食物（100 克）钠含量

钠含量	常见食物 (100 克)
50 毫克以下	稻米、面粉、玉米、西米、无碱馒头、面筋、豆腐、豆浆、腐竹、马铃薯、山药、毛豆、芦笋、豇豆、韭菜、豌豆、番茄、青蒜、蒜苗、萝卜、苋菜、茄子、洋葱、小葱、茭白、龙须菜、荠菜、瓜类、冬菇、核桃、桃、杏、草莓、樱桃、西瓜、葡萄、柚子、橙子、柠檬、牛肉、猪肉、小黄鱼、白鲢、黄鳝、对虾、青虾、蜂蜜、果酱、藕粉、蔗糖
50~100 毫克	玉米粉、燕麦片、黄豆芽、冰激凌、扁豆、圆白菜、黄瓜、莴苣、鲜蘑、芥菜、甜薯、白萝卜、大白菜、小白菜、太古菜、油菜、藕、枣、李子、栗子、鸡、鸽子、羊肉、野兔、鲤鱼、草鱼、鳗鱼、比目鱼、鲑鱼、河鳟鱼、大黄鱼、色拉油、番茄酱
100 毫克以上	挂面、切面、苏打饼干、加碱馒头、油饼、油条、脆麻花、芹菜、菠菜、茴香、生菜、茼蒿、无花果、鸭肉、鹅肉、火腿、咸肉、香肠、甜面酱、黄酱、酱油、虾油、味精、榨菜、冬菜、紫菜、冬菇、豆豉、豆腐干、鱼干、熏鱼、带鱼、海米、肉罐头、鸡蛋、鸭蛋、松花蛋、牛奶

　　肝硬化病人往往食欲不佳，平时应注意食物的色、香、味、形搭配，刺激病人的食欲；以半流质饮食或软食为主，避免生、硬、脆和粗糙的食物给食道静脉带来损伤，诱发上消化道出血，如带刺的鱼、带碎骨的肉和膳食纤维多的芹菜、韭菜等。

胰腺炎家庭营养康复

什么是胰腺炎

　　胰腺炎是指胰腺组织的炎症性疾病，包含急性胰腺炎和慢性胰腺炎。急性胰腺炎是指胰腺消化酶被激活后，对自身及其周围脏器产生消化作用而引起的炎症性疾病。

　　急性胰腺炎是最常见的急腹症之一，指突然出现的、持续的中上腹部剧痛，并可涉及左腰、背、肩部，若病情恶化，胰腺出血坏死，可出

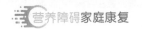

现腹胀、腹壁紧张、全腹压痛、反跳痛等腹膜刺激症状，甚至出现腹水、高热和休克等危重表现。特别是急性出血坏死性胰腺炎病情凶险、死亡率高，需引起高度重视。急性胰腺炎反复发作可转变为慢性胰腺炎。

胰腺炎的饮食调养

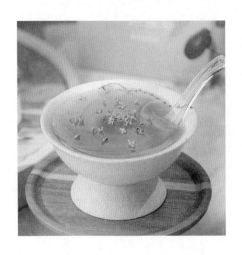

在胰腺炎的急性发作阶段，应严格禁食。待病情缓解，症状基本消失后，根据病人情况予以清流食或无油高糖流食，如果汁、藕粉、米汤、菜汁、绿豆汤等。禁食浓鸡汤、鱼汤、牛奶、豆浆、蛋黄等食物。病情进一步稳定后，给予无油低蛋白浓流质饮食，如烂米粥、米糊、稠藕粉、菜泥粥、清汤挂面等。

根据病情恢复情况，逐渐增加食物，从无油半流质饮食逐步过渡到低油半流质饮食、低油软食。少量多次，选择容易消化吸收的食物。禁食脂肪含量高的食物，如坚果、肥肉、鸡皮、黄油、奶酪等；不喝刺激性的饮品，如咖啡、浓茶、酒等。烹调宜采用烧、煮、烩、汆等方法，禁用油煎、炸、烤等方法。

胰腺炎恢复期食谱举例

早餐：大米粥、馒头、豆腐乳、拌黄瓜

加餐：藕粉加糖

午餐：西红柿牛肉面条

加餐：米汤加蜂蜜

晚餐：绿豆稀饭、花卷、鸡脯肉烩小青菜

加餐：鸡蛋羹（用鸡蛋白做的）

炎症性肠病家庭营养康复

什么是炎症性肠病

炎症性肠病（IBD）是一种非特异性的慢性肠道炎性疾病，目前病因尚不明确，包括溃疡性结肠炎（UC）、克罗恩病（CD）和不能确定为溃疡性结肠炎或克罗恩病的未定型结肠炎。

炎症性肠病的诱发因素：

◗ 不良的生活方式：暴饮暴食、进食辛辣刺激性食物、长期高脂肪高蛋白饮食、食物过敏、水源不卫生，过度疲劳以及酗酒等不良生活习惯。

◗ 环境因素：天气骤然变化、更换居住地等。

◗ 药物因素：长期服用非甾体抗炎药（如双氯芬酸钠、吲哚美辛、阿司匹林等）、口服避孕药等。

◗ 心理因素：长期精神紧张、压力过大及抑郁等。

炎症性肠病为"不死的癌症"是真的吗

炎症性肠病是一种慢性疾病，很难被彻底治愈，病人经治疗后可好转，但该病容易反复发作。病人预后与病情轻重，以及是否出现并发症等因素有关。IBD 并不好治，无法完全被治愈，治疗目标为诱导缓解和维持缓解，防治并发症，改善病人生存质量。很多病人经过积极的治疗能够恢复正常的生活和工作。

炎症性肠病的饮食调理

研究表明，蔬菜和水果摄入减少、糖和软饮料摄入过多可能与炎症性肠病的发病增加相关。而增加水果和蔬菜等富含可溶性膳食纤维食物的摄入量，少食红肉、人造脂肪和食用油可降低炎症性肠病的发病风险。

由于出现持续或反复发作的腹痛、腹泻，甚至黏液脓血便，病人容易产生不敢吃东西的情绪，再加上食物摄入不足、营养素吸收不良、能量消耗增加、肠黏膜溃疡导致的慢性失血和蛋白质丢失以及药物治疗等

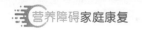

原因，病人极易发生营养不良。

针对疾病不同分期，采取不同的营养治疗措施。处于疾病的活动期，采取肠外和／或肠内营养支持治疗，可明显改善治疗与预后。肠内营养可选择要素膳食或以整蛋白为氮源的非要素膳食。营养支持对两种炎性肠病的治疗效果不同，对于溃疡性结肠炎，较少有缓解作用，但可以改善营养状况；对于克罗恩病，不仅可诱导疾病缓解，而且有营养支持的作用。

急性发病期，给予流质饮食，避免刺激肠黏膜。临床症状缓解期，采取饮食调理，建议给予高蛋白、低脂肪少渣饮食，根据病人的耐受情况合理调整。

▶ 少渣饮食，减缓肠道蠕动速度，让肠道得到充分的休息，达到缓解腹泻的额作用，而且也可以让结肠黏膜减少机械性刺激和损害。可选择精米面类、瓜茄类、豆制品、鱼虾、瘦肉等。不宜选择粗粮、芹菜、韭菜等纤维素含量比较高的食物。长期限制蔬菜水果的病人建议补充维生素。

▶ 低脂饮食，以免加重腹泻。食物宜选择米面、瘦肉、鱼虾类、豆制品和低脂牛奶等；不宜选择核桃仁、花生、瓜子等食物。烹调食物时可采用蒸、煮、焖、炖的方法，不用煎、炸、烤等方法。

▶ 建议少量多餐，一日 6~7 餐，减少肠道的负担。

▶ 当有腹泻症状时，适当选择一些有收敛止泻效果的食物，如乌梅、山楂、山药、扁豆、马齿苋、糯米、莲子、苹果等。

▶ 禁烟酒，忌劳累，平时要保持心情舒畅，避免精神刺激。

炎症性肠病食谱举例

低脂少渣半流食

早餐：大米粥、鸡蛋羹、豆腐乳

加餐：米粉、面包

午餐：西红柿甩蛋花面片、烩虾仁

加餐：藕粉、饼干

晚餐：鸡肉粥、胡萝卜泥

加餐：橙汁

低脂少渣软饭

早餐：大米粥、煮鸡蛋、饼干、果酱

午餐：清蒸鲈鱼、冬瓜烩西红柿、发糕、龙须面

加餐：低脂酸奶、面包

晚餐：烩南豆腐、熘茄丝、小笼包、大米粥

加餐：藕粉、面包

腹泻家庭营养康复

腹泻，俗称"拉稀""拉肚子"，是指每天大便次数增加，或大便的性质、形状改变，以及粪便变稀薄或粪便中含有黏液、脓血等物质。

拉肚子后浑身没劲、头晕、口干是怎么回事

食物中的碳水化合物、蛋白质、脂肪、水分和矿物质等营养物质均需要经过肠道吸收，以维持机体的新陈代谢和生命活动。腹泻时，上述物质的吸收受到影响，急、慢性腹泻可并发脱水、酸中毒、严重营养缺乏、水与电解质失衡，都可表现为浑身没劲、头晕等。

腹泻病人，如何通过饮食调理来呵护胃肠道

对于腹泻急性发作的病人，为了使肠道休息，水泻期应当禁食，必要时通过静脉输液，纠正水、电解质失衡。

急性期

给予清流质饮食，如米汤、面汤、果汁、藕粉等，少量多餐，每日6~7 餐，忌牛奶、蔗糖等产气食物。

好转期

排便次数减少，给予浓流食，如蒸蛋羹、去脂牛奶、豆腐脑、浓米汤、甩蛋花等。少渣低脂半流质饮食，如芙蓉粥、鸡肉米粥、细挂面甩蛋、薄面片、烤面包干、鱼羹、胡萝卜泥、肝泥等。

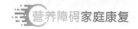
恢复期

病情缓解后，建议给予少渣低脂软饭，如面条、稀饭、馒头、发糕、瘦肉、鱼虾等。禁食高纤维、产气多的蔬菜、水果和粗粮，如生葱蒜、韭菜、豆芽等；禁食油炸、生冷食品；禁食火腿、香肠、腊肉、辣椒、酒、芥末、咖啡等。

腹泻病人可以喝牛奶吗

有些人喝牛奶以后，容易出现腹胀，甚至腹泻，这是因为"乳糖不耐受"导致的。这类人由于肠道内乳糖酶分泌不足或活性下降，不能有效分解牛奶中的乳糖，使肠道内渗透压升高，滞留大量水分，同时细菌发酵乳糖，产生大量气体，导致腹胀、腹痛、腹泻症状。

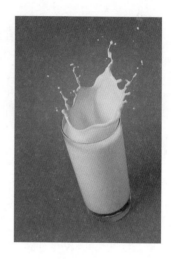

腹泻病人在急性期，建议最好不要喝牛奶。牛奶中蛋白质、脂肪和乳糖等含量较高，饮用之后会加重胃肠道负担，加重腹泻症状。好转期和恢复期的病人可以根据个体情况适量选择。

腹泻食谱举例

急性期清流质食谱

早餐：过箩米汤

加餐：稀藕粉

午餐：焦米粥汤

加餐：淡茶水

晚餐：过箩菜汤加盐

加餐：橙子汁

好转期少渣低脂半流质食谱

早餐：白米粥、鸡蛋羹

加餐：煮苹果、面包

午餐：银丝面甩蛋花、肝泥、烤面包干

加餐：去脂酸奶、饼干

晚餐：瘦肉粥、胡萝卜泥、饼干

加餐：猕猴桃汁

恢复期少渣低脂软饭食谱

早餐：小米粥、煮鸡蛋、小面包

午餐：芙蓉鸡片、冬瓜、薄面片、番茄

加餐：低脂酸奶、蛋糕

晚餐：清蒸鲈鱼、溜茄丝、软烂米饭

加餐：煮苹果、面包

便秘家庭营养康复

便秘是消化系统疾病常见的症状，是指排便次数减少，一般每周少于 3 次，伴排便困难费力、粪便干结、量少或排便不尽感。

长期便秘容易得肠癌吗

长期便秘可能发生肠癌，但非决定性因素，长期便秘可引起机体的免疫力、抵抗力下降，也能引起代谢紊乱，造成病人消化不良、食欲不振、腹部胀痛。同时粪块在肠道内蠕动、摩擦、挤压肠壁可能损伤肠黏膜，造成出血和感染，慢性感染造成肠黏膜变性，可形成腺瘤样息肉和炎性息肉，上述息肉有癌变倾向，从而形成肠癌。便秘也可能是肠癌的临床表现之一，因此超过 40 岁便秘的病人如无明确禁忌证，需常规进行结肠镜检查。

痔疮与便秘有关系吗

痔疮和便秘是两种不同的疾病，但它们又相互联系相互影响，便秘是痔疮发病的主要后天因素之一，同时痔疮也会导致便秘。便秘者因排便困难、下蹲过久、用力过猛、腹压增高，可导致直肠肛门部充血、受压、静脉曲张，甚至导致直肠黏膜与肌层松弛分离，脱出肛门外形成痔疮。

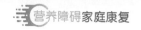

便秘的饮食调理

根据便秘的不同病因，合理调理饮食，养成定时排便的习惯，避免经常使用泻药和灌肠。

▶ 梗阻性便秘。如因器质性病变导致的梗阻，应首先治疗疾病，去除病因，如肿瘤病人，应及早进行手术治疗。若为不完全性梗阻，可给予流质饮食。

▶ 痉挛性便秘。应给予低渣半流质饮食，禁食多渣的蔬菜水果和酒、浓茶、咖啡、辣椒、咖喱、芥末等刺激性的食物；适当增加含脂肪的食物，如肥瘦肉、油脂，这些有润肠作用，利于排便；多喝水或蜂蜜；增加水溶性膳食纤维，使粪便软化，有利于排泄。

▶ 无力性便秘。首先，需要增加膳食纤维含量，食物勿过于精细。其次，纠正营养不良。蛋白质、B族维生素、脂肪和水等营养素缺乏易导致肠道肌肉蠕动能力降低，造成便秘。另外，禁烟酒及辛辣食物，调整心态，养成按时排便和不忽视便意的习惯。饮食调整无效者应寻找可能的病因，并给予药物或特殊治疗手段。

便秘食谱举例

早餐：牛奶麦片粥、全麦面包、煮鸡蛋、拌黄瓜

午餐：馒头、海带炖仔排、芹菜木耳炒胡萝卜丝、苹果

晚餐：红豆大米饭、白萝卜烧鸡块、韭菜炒干丝、平菇豆芽汤、香蕉

胆囊炎和胆石症家庭营养康复

什么是胆囊炎和胆石症？两者有何联系

胆囊炎是胆囊由于胆道结石、胆道蛔虫等使胆管阻塞和细菌感染而引起的炎症性疾病。胆石症是指胆道系统任何部位发生结石的一种疾病。

胆囊炎和胆石症是消化系统常见的疾病，二者常同时存在，互为因果。慢性胆囊炎，少数为非胆石性慢性胆囊炎，大多数合并胆囊结石，约有70% 的胆囊炎病人胆囊内有结石存在。

胆囊炎和胆石症的饮食调理

饮食调理的原则是通过控制脂肪和胆固醇的摄入，供给机体足够的能量，消除促进胆石形成和导致疼痛的因素，增加机体抵抗力。

急性发作期

病人出现疼痛、恶心、呕吐、发热的症状，应禁食、给胃肠道减压，采用静脉补充营养的方式。

缓解期

给予清流质饮食，如米汤、藕粉、清水面片、果汁、蔬菜汁等。

恢复期

病情好转后，逐渐过渡到高碳水化合物、高膳食纤维、低脂肪、低胆固醇饮食。可选择富含碳水化合物的食物，如米面、根茎类、杂粮等。可选择含优质蛋白质的食物，如豆制品、鱼虾、瘦肉、蛋清等。增加膳食纤维的摄入，能够增加胆盐排泄，抑制胆固醇的吸收，降低血脂，促进胆固醇代谢，减少胆石的形成。可选用含膳食纤维高的食物，如绿叶蔬菜、萝卜、豆类、水果、粗粮、菌藻类等。禁忌的食物包括含脂肪和胆固醇高的食物，如肥肉、动物内脏、肉皮、蛋黄、蟹黄、油脂等；产气的食物，如牛奶、洋葱、蒜苗、黄豆等；烟、酒、辣椒、咖喱、芥末、浓茶、咖啡等刺激性食品和调味品。

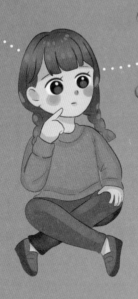

Part

5

肝胆胰疾病的营养康复

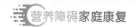

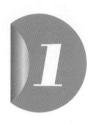 **慢性肝炎家庭营养康复**

肝脏是糖、脂类、蛋白质等营养物质的重要代谢场所，又被称为人体的"营养大本营"。

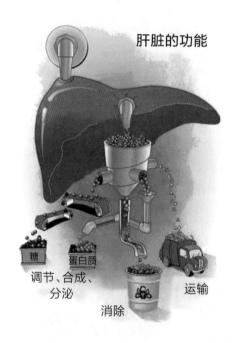

肝脏的功能

糖　蛋白质
调节、合成、
分泌

消除

运输

除此之外，肝脏还参与维生素、辅酶等的代谢，是名副其实的代谢枢纽。所以如果想要保持健康，那么就要好好地爱护我们的肝脏。

什么是慢性肝炎

慢性肝炎是指由不同病因引起的，病程超过半年以上的持续性肝脏坏死和炎症或原有乙、丙、丁型肝炎急性发作再次出现肝炎症状、体征及肝功能异常。根据病情的轻重，慢性肝炎分为轻、中、重度。轻度慢性肝炎可能没有任何症状，只有 1~2 项肝功能指标轻度异常，但也可能出现乏力、头晕、食欲减退、睡眠欠佳、肝区不适等症状；而重度慢性肝炎除了出现乏力、食欲减退、腹胀等明显的肝炎症状以外，还往往伴有肝病面容、肝掌、蜘蛛痣，谷氨酸氨基转移酶、天冬氨酸氨基转移酶反复或持续增高，白蛋白降低、丙球蛋白明显升高等；中度慢性肝炎的症状、体征及实验室检查则介于轻度与重度之间。

轻度慢性肝炎病人一般预后良好，重度慢性肝炎病人预后较差，中度慢性肝炎病人预后介于轻度和重度之间。一旦确诊为慢性肝炎，要积极治疗。

慢性肝炎会传染吗

大多数慢性肝炎是没有传染性的，具有传染性的慢性肝炎一般是指病毒性肝炎，常见的病毒性肝炎包括甲型肝炎、乙型肝炎、丙型肝炎、丁型肝炎、戊型肝炎，其中乙型肝炎、丙型肝炎易转为慢性肝炎，而丁型肝炎病人往往同时合并乙型肝炎，多数人也会转为慢性肝炎。

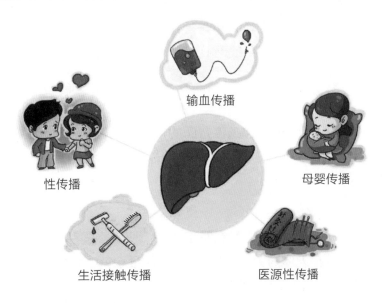

输血传播

性传播

母婴传播

生活接触传播

医源性传播

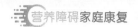

慢性乙型肝炎的主要传播途径包括母婴传播、血液或血制品传播、性接触传播。与慢性乙型肝炎的病人日常接触，如握手、拥抱、吃饭等没有皮肤破损、血液暴露的接触，并不会被传染。但如果双方同时有口腔伤口或溃疡，那么传染的风险就会增加。慢性丙型肝炎、慢性丁型肝炎的主要传播途径与慢性乙型肝炎相似。对于具有传染性的慢性肝炎，它的传染力还与体内病毒含量有关。正常情况下，一起吃饭并不会传染慢性肝炎，但是分餐制作为新"食尚"，值得我们去推广。

为什么有些慢性肝炎病人的胃口不好

很多慢性肝炎的病人会有不同程度的体重减轻，这是因为他们容易出现食欲不振的问题，也就是胃口不好。那么慢性肝炎病人为什么会胃口不好呢?

胆汁分泌异常

分泌胆汁是肝脏的重要功能之一。肝脏持续出现炎症，肝功能受损，就容易导致胆汁分泌不足，进而影响脂肪的消化吸收。所以许多肝炎病人往往都不喜欢吃油腻的食物。

缺乏维生素

日常生活中很多肝炎病人都有营养不良的问题，其中维生素缺乏是导致食欲不振的原因之一。缺乏 B 族维生素，会影响消化功能，导致食欲减退。

胃肠炎症

肝炎病人如果同时合并肠胃方面的疾病，也容易出现食欲不振。而对于慢性重型肝炎病人，门静脉高压等并发症的出现，也会影响消化功能，导致胃口变差。

毒素大量堆积

肝脏有一个重要的功能就是解毒功能，肝脏受损后解毒功能就会受到影响，毒素会在人体内大量堆积。毒素大量堆积就会影响中枢神经系统，肝炎病人就有可能出现不想吃东西的感觉。

除此以外，胃酸、消化酶分泌减少、胃肠淤血、肠道蠕动减慢等也可能导致消化不良及食欲减退。因此，对于慢性肝炎病人，除了治疗原发病，还应该注重营养支持。

慢性肝炎病人的饮食调理

慢性肝炎除了需要药物治疗和适当休息之外，还需要合理调整饮食。慢性肝炎的稳定期，病人的营养代谢和正常人相比无明显的差别；但是急性发作期或进展期，由于肝功能受损，病人食欲减退，对于这一部分病人，应强化营养支持。

保证能量的摄入

在食物多样性的前提下，保证足够的能量摄入，其中碳水化合物供能应占 55%~65%。可通过监测体重来判断能量摄入是否足够：如果病人体重在理想体重范围内，且体重在一段时间内保持不变，则表明当前能量摄入是足够的。

保证摄入足够的蛋白质

保证足够的蛋白质摄入，尤其是富含优质蛋白质的鱼、禽、畜、奶、蛋、豆等的摄入，每天蛋白质摄入以每千克体重 1.0~1.2 克为宜。

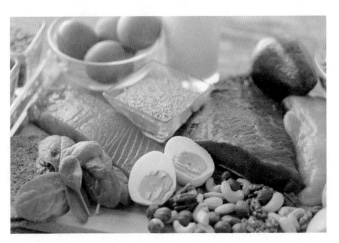

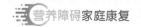

适当限制脂肪的摄入

避免吃煎炸等高脂肪食物，同时控制每日烹调用油不超过 25 克。

保证维生素、微量元素的摄入

补充适量的维生素、微量元素，多吃新鲜蔬果，也可根据情况口服相应的补充剂。除此以外，慢性肝炎病人还应该清淡饮食，养成少量多餐的饮食习惯。

脂肪肝家庭营养康复

脂肪肝是由于各种原因引起的肝细胞内脂肪堆积过多的疾病，从而影响肝脏的正常功能。正常人肝组织中含有少量的脂肪，如甘油三酯、磷脂、糖脂和胆固醇等，其重量约为肝重量的 3%~5%，如果肝内脂肪蓄积太多，超过肝重量的 5% 或在组织学上肝细胞 50% 以上有脂肪变性时，就可称为脂肪肝。

体检发现脂肪肝，千万别不当回事

由于临床症状不明显，所以很多人都觉得脂肪肝不是什么大病，也就忽略了。但其实这种想法是错误的。

长期的肝细胞脂肪变性会导致肝细胞损伤、肝脏炎症加重，肝功能受损，脂肪肝可进一步发展为脂肪性肝炎、肝硬化甚至是肝癌。除此以外，脂肪肝还与心血管疾病、慢性肾病、糖尿病等许多疾病的发生密切相关。所以脂肪肝的危害并不只是只停留在肝脏！体检检出脂肪肝，千万别不当回事！

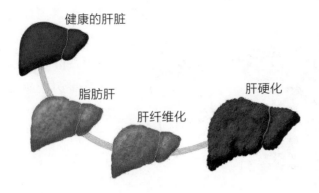

健康的肝脏

脂肪肝

肝纤维化

肝硬化

脂肪肝病人只要吃药就行，对吗

目前脂肪肝影响着全球范围内大于 20% 的人群，临床研究已经证实，单纯强化生活方式（包括饮食、运动和行为治疗）干预，减轻 7%~10% 的体重即可降低 60% 左右的肝脏脂肪含量，并且显著改善肝脏脂肪样变、炎症甚至纤维化，同时可显著改善肝脏和肌肉内的胰岛素抵抗，达到降低血糖的作用。所以，合理控制饮食并增加体力活动仍然是脂肪肝的首选干预手段。

脂肪肝病人不能吃肉，要吃素，对吗

现代人高脂肪高热量的膳食结构、久坐少动的生活方式、胰岛素抵抗等是脂肪肝发病的主要危险因素。因此脂肪肝病人需要控制热量摄入以维持适宜体重，但不仅仅是简单地不吃肉只吃素。

喝酒伤肝，该掌握什么样的度

研究表明，喝酒会增加肝脏损伤的风险。每天大量饮酒的人，患上酒精性脂肪肝的概率比普通人高出 5~25 倍。想要喝酒又想不伤肝，一

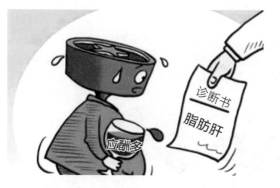

定要考虑自身健康状况、饮酒方式，控制饮酒量。研究表明，进食后饮酒或者一边进食一边饮酒在一定程度上均能够减缓酒精进入肝脏的速度，所以喝酒宜慢不宜快。

脂肪肝的饮食调理

脂肪肝病人最重要的是调整生活方式，控制体重，避免肥胖。病人需要摄入充足的蛋白质，以避免体内蛋白质消耗，这有利于脂蛋白合成，清除肝内积存的脂肪，促进肝细胞的修复与再生，纠正低蛋白血症。同时保持氨基酸平衡也很重要，蛋白质中的蛋氨酸、胱氨酸、色氨酸、苏氨酸、赖氨酸等均有抗脂肪肝作用。为解决"低能量"与饱腹感之间的矛盾，优先选择含蛋白质高而脂肪少的食物，如脱脂奶类、鱼、虾、去皮鸡肉、豆类及其制品等；各种不含胆固醇的植物油；含膳食纤维和维生素多的粗粮、杂豆类、蔬菜、水果、菌类食物，如玉米、小米、芸豆、芹菜、韭菜、竹笋、香蕉、木耳、蘑菇、海带、紫菜等。

不宜选择的食物主要有精米面，精制糖类、蜂蜜、果汁、果酱、蜜饯等甜食；动物内脏、肥肉、鸡皮及鱼子等含胆固醇高的食物；加工的肉类；油炸类高脂肪食物；含糖饮料和酒精。

坚持运动

大家可以根据自身情况选择不同类型的中高强度的有氧运动，包括慢跑、快走、打羽毛球、游泳等，每次运动 20~30 分钟，每周至少3 次。

低活动强度

心率 <100 次 / 分，呼吸平稳，可以正常语言交流。
如散步、拖地

中活动强度

心率 100~140 次 / 分，呼吸急促，只能讲短句子，不能完整表达长句子。
如健步走、跳舞、网球、游泳、踩单车、太极拳、做家务等

高活动强度

心率 >140 次 / 分，呼吸困难，运动中无法用语言交流。
如快跑（>8km/h）、踩单车（>16km/h）、比赛训练、举重等

3 肝硬化家庭营养康复

什么是肝硬化

　　肝硬化，通俗一点的来说就是肝脏变硬了。乙型肝炎病毒和丙型肝炎病毒感染、酒精性脂肪肝病、非酒精性脂肪肝病、自身免疫性肝病的病人均为肝硬化的高危人群，这类人群应该积极治疗原发病，避免发展成肝硬化。

　　肝硬化可分为 5 期，其中 1~2 期属于代偿期（早期），3~5 期属于失代偿期（晚期）。早期，一般症状较轻，可表现为乏力、食欲减退、腹胀等，但也有很多人没有这些症状。到了晚期肝功能明显减退，病人容易出现疲倦乏力、肌肉萎缩、厌食、腹泻、蜘蛛痣、肝掌等，可同时

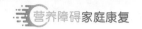

合并门静脉高压、肝性脑病、腹水等多种并发症。不管处于哪个阶段，一旦确诊，都应该尽早开始治疗，越早治疗，效果越好。

肝硬化病人胃口差，怎样调整饮食

约 50%~90% 的肝硬化病人存在不同程度的营养不良，而营养不良又会加剧病情的发展，降低肝硬化病人的生活质量。所以正确管理这一类病人的日常饮食就显得非常重要了。

对于肝硬化病人，在平衡膳食的基础上，首先要保证能量和蛋白质的摄入。但由于肝硬化病人消化吸收功能减退，一次性吃太多的话，又会出现消化不良，所以建议肝硬化的病人少量多餐，尽量减少空腹时间，可以将每日三餐改为 4~6 餐，每餐以 7~8 分饱为宜。夜间可以选择以碳水化合物为主或富含支链氨基酸的制剂进行加餐。

一般来说，除了酒精，肝硬化病人日常饮食没有特殊的禁忌，在食物多样化的基础上，根据个人口味、习惯等进行个性化调整，而对于进食不足的肝硬化病人，可以考虑给予经口营养补充剂。

早期肝硬化病人饮食要注意什么

肝脏是营养的大本营，所以肝硬化的病人很容易出现营养问题。那么早期肝硬化病人到底应该怎么吃才能够避免出现营养不良呢？

在平衡膳食的基础上，首先要保证摄入充足的能量。肝硬化病人的能量需求是基础代谢率的 1.3~1.4 倍，一般可以通过测基础代谢率来计算每日能量的需求。对于早期肝硬化的病人，蛋白质摄入一般为每天每千克体重 1.2 克，如果合并有营养不良或肌少症，蛋白质摄入可增加为每天每千克体重 1.5 克。酒精性肝硬化的病人蛋白质摄入可以增加到每天每千克体重 1.8 克。如果膳食中蛋白质摄入不足，也可以在营养师或医生的指导下补充蛋白粉。尽量选择脂肪含量低的食物，避免煎、炸等烹调方式，烹调尽量少用动物油。

除此以外，还要多吃新鲜蔬菜水果，避免饮酒，少量多餐，养成良好的饮食、运动习惯，积极针对病因治疗，减轻肝脏损伤。

肝硬化早期（代偿期）食谱举例

餐次	食物
早餐	瘦肉粥（大米 50 克 + 瘦肉 25 克）+ 鸡蛋 1 个
加餐	蓝莓 200 克
午餐	1 碗米饭 + 清蒸鱼（鱼肉 100 克）+ 清炒时蔬 250 克
加餐	酸奶 150 毫升
晚餐	1 碗米饭 + 青瓜炒瘦肉（瘦肉 50 克 + 青瓜 200 克）
加餐	青菜鸡蛋面（面 50 克 + 瘦肉 50 克 + 时蔬 100 克）

注：每日烹调用油 ≤ 20 克

中晚期肝硬化病人饮食和营养管理

肝硬化起病隐匿，早期临床表现一般不明显，发现的时候已经是中晚期了。中晚期肝硬化病人与早期肝硬化病人的饮食原则一致，在平衡膳食的基础上，保证能量、蛋白质及各类营养素的供应。

能量摄入

根据 ESPEN 及 CSPEN 指南建议，失代偿期的肝硬化病人每天摄入的能量为每千克体重 35~40 千卡，其中碳水化合物是主要能量来源物质，但应避免高糖饮食。食欲欠佳的病人，可以同时选用肝病专用的肠内营养制剂加强营养支持。而肥胖的失代偿期肝硬化病人则应适当减少能量摄入。

蛋白质摄入

中晚期肝硬化病人的蛋白质摄入一般为每天每千克体重 1.2~1.5 克，对于进食不足的病人，可补充支链氨基酸和富含亮氨酸的氨基酸补剂。如果是酒精性肝硬化病人，蛋白质摄入可增加至每天每千克体重 1.5~1.8 克。

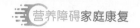

脂肪、维生素摄入

建议每天摄入脂肪 40~50 克，烹调用油以植物油为主。

多吃新鲜蔬菜、水果，保证维生素、微量元素的摄入，必要时还可通过复合维生素等进行补充。

除此以外，失代偿期的肝硬化病人还应该少量多餐，注意休息。

预防消化道出血，饮食上要注意什么

肝硬化病人往往伴有门静脉高压，容易出现食管胃底静脉曲张，如果食管、胃底静脉破裂出血就很容易导致消化道出血，增加死亡风险。所以对于肝硬化病人应该严密监测胃食管静脉曲张的情况，有针对性地进行处理，同时在饮食上还要注意以下问题。

避免坚硬粗糙的食物，尽量选择一些细软少渣的食物，粗杂粮、带骨／刺的肉类都应该谨慎食用，芹菜、韭菜等高膳食纤维的蔬菜尽量不吃。避免辣椒、花椒、芥末等辛辣刺激性食物，以免造成胃肠黏膜损伤，引发消化道出血。细嚼慢咽，少量多餐。

除此以外，肝硬化病人还应该保持大便通畅，避免便秘引起腹压、门静脉压力升高，诱发食管胃底曲张静脉破裂出血。而对于已经出现消化道出血的肝硬化病人（黑便或呕血），应积极去医院就诊。

肝硬化腹水的饮食和营养管理

任何原因导致的腹腔内液体量增加至 200 毫升，就可称之为腹水，它也是肝硬化严重且常见的并发症之一，是肝硬化自然病程进展的重要标志。对于这一类病人，病因治疗、合理膳食和利尿是关键。那么肝硬化腹水的病人与单纯肝硬化病人的饮食有什么不同呢？

肝硬化腹水的病人，能量、蛋白质的摄入标准可参考单纯肝硬化病人的饮食，在此基础上，建议多吃新鲜蔬果，保证充足的维生素、微量元素摄入，但是仅仅这样做还不够，对于出现腹水的肝硬化病人，还应该合理限盐。

建议中度且无并发症的肝硬化腹水病人适当限制钠的摄入，烹调时尽量不额外添加食盐，不吃腌制的食物。除此以外，酱油、耗油、鸡精等调味品也富含钠，应该适当限制。若病人进食量因此减少，要酌情补充肠内营养，避免造成营养不良。

失代偿期肝硬化腹水的严重程度可能增加死亡的风险，所以这一类病人要积极治疗，同时进行正确的营养支持。

肝性脑病病人的饮食和营养管理

肝性脑病是由严重肝病引起的，以代谢紊乱为基础的中枢神经系统功能失调的综合病症，表现为意识障碍、行为失常和昏迷。

肝硬化导致的肝性脑病病人能量摄入需求与肝硬化病人的能量需求是相同的，一般为每天每千克体重 35~40 千卡；蛋白质摄入量因病情有所调整，轻度肝性脑病病人不需要减少蛋白质的摄入，而严重肝性脑病病人可根据肝肾功能酌情减少蛋白质摄入，并根据病人耐受程度，逐渐增加至目标摄入量。还可以通过补充支链氨基酸达到目标氮摄入量，并改善肝性脑病的精神症状；失代偿期的肝硬化病人同时要保证摄入足够的维生素、矿物质。

吃什么对肝好？吃什么会加重肝脏的负担

在民间流传着"以形补形"的说法，所以生病的时候，大家就会按照这个逻辑去给自己加强营养支持，那么对于肝脏疾病的病人，多吃肝脏能够促进恢复吗？当然不是。下面这些食物有益于肝功能恢复。

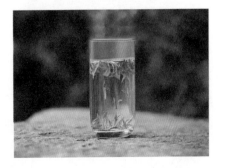

● 绿茶：研究表明，绿茶有助于减少体

内的脂肪含量，具有抗氧化的作用，能够减轻非酒精性脂肪肝的症状。

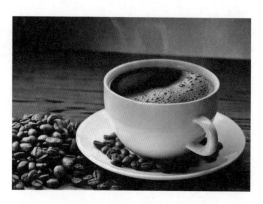

❱ 咖啡：研究表明，适量喝咖啡有助于降低慢性非传染性疾病的发生风险，而且对肝脏有一定的保护作用。

❱ 燕麦片：燕麦片富含膳食纤维、β－葡聚糖等，能够调节免疫功能，还在一定程度上能减少肝脏脂肪的蓄积。

❱ 新鲜的蔬果：蔬菜（西兰花、胡萝卜、羽衣甘蓝等），水果（蓝莓、葡萄、香蕉、柠檬等）富含多种维生素、矿物质及植物化学物，具有抗氧化，调整脂质代谢的作用，多吃新鲜蔬果有利于肝脏健康。

❱ 坚果：坚果富含多不饱和脂肪酸、维生素 E 等，适量吃坚果有助于肝脏健康，但过量容易导致肥胖，不利于肝脏健康。

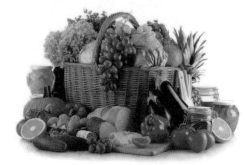

❱ 橄榄油：橄榄油富含多不饱和脂肪酸，有助于减轻氧化应激，改善肝功能。

与上面这些食物相反，有些食物可能会加重肝脏负担，我们要尽量少吃。如含糖饮料、高脂肪食物、腌制加工的食物；酒精及含酒精的饮料；霉变的食物等。对于已经有肝脏疾病的病人而言，盲目"以形补形"，反而可能导致胆固醇摄入超标，不利于肝脏健康。

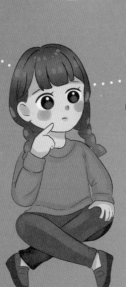

阿尔茨海默病
的营养康复

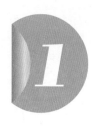

你了解阿尔茨海默病吗

什么是阿尔茨海默病

阿尔茨海默病（AD）俗称"老年痴呆"，它是一种慢性中枢神经系统退行性疾病，以记忆和其他认知功能障碍及社会功能减退为主要临床表现。目前全球约有近5000万老年痴呆病人，美国前总统里根、英国前首相撒切尔夫人晚年也都受此病困扰。

阿尔茨海默病大多是老年发病，《世界阿尔茨海默病2018年报告》称，全球65岁以上人群发病率为5%，80岁以上人群发病率超过30%。随着人口老龄化，患阿尔茨海默病的人数将进一步增多，将严重影响个人的生活质量，增加医疗负担，需要引起全社会的广泛关注。

阿尔茨海默病的症状有哪些

阿尔茨海默病发病过程缓慢，早期表现为轻度认知障碍。最突出的表现为记性差、糊涂，通常不知不觉间发病，有人形容它像橡皮擦一样把记忆一点一点地清除掉。发病早期表现为近期记忆明显减退，如不记得刚才早餐吃过什么，病情发展到后期后会影响远期记忆。

病人的注意力、计算力、表达能力也会受损，学习能力下降；有的还会出现情绪、行为、性格的改变。

如果病情继续发展，病人会出现失认（不认识亲人和熟人）、失用（不能完成原来熟悉的操作、失语（表达困难、无法交流）和不能执行稍微复杂一点的指令，还会出现空间认知障碍，严重时连回家的路都不记得。

专科医生总结了 AD 十大危险信号，包括：①记忆力日渐衰退，影响日常活动；②处理熟悉的事物出现困难；③对时间、地点及人物日渐感到混淆；④判断力日渐减退；⑤常把东西乱放；⑥抽象思维障碍；⑦情绪不稳定及行为表现异常；⑧性格明显改变；⑨失去做事的主动性；⑩理解事物的能力及语言表达出现困难。

哪些人容易得阿尔茨海默病

AD 的病因还不明确，在诸多的相关因素中遗传和生活方式的影响极为重要，其中有的因素是不可改变的，有的是可以干预的。

不可干预的危险因素

▶ 遗传因素：有 AD 家族史的人患病风险相对较高，也就是说如果某人的父母或兄弟姐妹患有此病，那么他本人患上这种疾病的概率较高。

▶ 性别差异：女性患阿尔茨海默病的概率相对男性较高。

▶ 种族因素：研究发现东亚人与欧美的白人相比发病率更高。

▶ 年龄因素：阿尔茨海默病发病随年龄增长而增加，我国调查显示：60~69 岁老人 AD 患病率不到 3%，而 80 岁以后 AD 发病率可高达 15%~20%。

可干预的危险因素

高血压、高血脂、2 型糖尿病、心脑血管疾病、吸烟与饮酒、饮食营养因素、体力活动与脑力活动、睡眠时间和睡眠状况、肥胖症等都是可干预的危险因素。此外，有研究发现，头部外伤、抑郁症、视觉障碍、听力障碍等疾病的人群阿尔茨海默病的发病风险也相对较高。

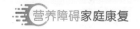

怎么吃有助于预防阿尔茨海默病

膳食模式又称饮食结构，是某地区的人们日常膳食中不同食物的数量、比例、种类的组合，反映的是某个国家或地区人群的饮食习惯。

膳食模式会直接影响人们的大脑健康。国外的多项研究发现地中海膳食模式有益于大脑健康，可延缓老年人认知能力下降的速度。这种膳食模式的特点是多选用全谷类食物、水产类、水果、蔬菜坚果类食物和橄榄油，适当吃奶制品少吃红肉，适度喝葡萄酒。

美国营养团队把地中海膳食模式进一步优化，设计出"延缓大脑退化饮食（MIND）"，我们称它为"益智饮食"。研究发现 MIND 比地中海膳食模式能更有效地减缓认知功能的衰退。

MIND 鼓励多吃的食物

◗ 多吃全谷类食物，包括燕麦、藜麦、全麦面包、意面。

◗ 多吃蔬菜，尤其是绿叶蔬菜，如菠菜、西兰花等。

◗ 多吃坚果，如开心果、腰果；多吃豆类，如黄豆、黑豆、斑豆。

◗ 多吃白肉，如鱼肉、鸡肉、鸭肉、鸽子肉等；适当吃海鱼，如三文鱼、金枪鱼、沙丁鱼等。

◗ 多吃水果，建议每周吃多于 2 次浆果类，如蓝莓、草莓、黑莓等。

◗ 做饭建议用橄榄油。

◗ 可以喝点红酒，每天不超过 1 杯的量。

MIND 建议适当限制的食物

◗ 限制红肉摄入，包括猪肉、牛肉、羊肉不宜吃得过多。

◗ 限制黄油奶酪，建议每天用量少于 1 茶匙。

◗ 限制快餐 / 油炸食品，如炸鸡块、炸薯条、洋葱圈、汉堡等，建议每周少于 1 次。

◗ 限制甜点心 / 甜品，如雪糕、甜饼、甜蛋糕等。

其实 MIND 与地中海膳食模式只是略有差异，它更强调蔬菜中要有深色蔬菜，水果提倡多吃浆果类，强调水产的摄入量等。

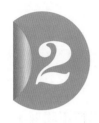

阿尔茨海默病病人的饮食调养

国内调查显示：AD病人营养不良的发生率为63.5%，营养不良不仅会导致消瘦、体能下降；还会影响机体的免疫功能，更容易合并各种感染并发症；也会加速认知障碍的进展，形成恶性循环，所以一定要关注AD病人的营养状态。

AD病人发生营养不良的风险很高，平时要定期给AD病人测体重及做必要的体检，进行全面的营养评估，如有营养不良则应尽早制订营养改善方案。

AD病人的饮食原则

▶ 食物种类要多样化，荤素搭配，能自主进食的病人，推荐吃质软、易咀嚼、易消化的食物。避免粗糙、过硬、难以消化的食物。建议少量多餐。加餐可吃儿童面条、小云吞、肉粥、小点心等。

▶ 保证充足的主食，以细粮为主，适当添加粗粮、杂粮，如荞麦面、燕麦粥、玉米粥、杂粮粥等。

▶ 为保证病人摄入足够的优质蛋白质，应多吃各种肉类，包括鱼肉、鸡肉、猪肉、牛肉、虾肉等，每周可吃1~2次动物内脏及动物血；应经常吃豆制品。无乳糖不耐受的老人每天最好喝200毫升以上的牛奶。

▶ 多吃各种新鲜蔬菜和水果等，以保证维生素、膳食纤维的摄入。

▶ 烹调用油应以橄榄油、花生油、玉米油、芝麻油等植物油为主，少吃肥肉及煎炸食物。

▶ 适当增加餐次、少量多餐，定时进餐，最好能和家人一起进餐。

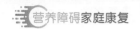

要有耐心，给予病人充足的进食时间，鼓励细嚼慢咽，不要催促病人，防止病人呛咳。

给 AD 病人做饭要注意以下细节

🌙 选择新鲜食材，食物形状应切小块，易于咀嚼，可以把不同形状和多种色彩鲜艳的食物搭配在一起，增加食欲。

🌙 烹调可用蒸、焖、焗、焯、炖等方式，避免煎炸、烟熏、烧烤等方式，尽量保证色、香、味，最好选择老人过去熟悉的调料。

🌙 食物应清淡可口，不要太咸，每日用盐不要超过 6 克。

🌙 煮好的食物可放在颜色鲜艳的盘子里，以增加病人食欲。

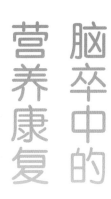

Part 7

脑卒中的营养康复

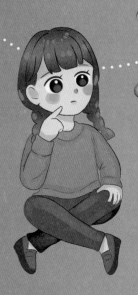

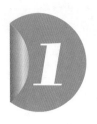

认识脑卒中

什么是脑卒中

脑卒中又称"脑血管意外",俗称"中风",是一种极为凶险的急性疾病,是由于脑部血液循环出现问题(脑部血管阻塞或突然破裂)而引起的脑组织损伤。

脑卒中的常见症状包括:突然单侧肢体软弱无力甚至跌倒;单侧面部、手臂或腿部麻木;口眼歪斜、说话含糊不清;短暂的意识丧失甚至不省人事;突然失去平衡、行走困难;单侧或双侧视物模糊;严重眩晕、头痛等。如果出现上述症状要立即送病人到医院,以免错过最佳的抢救时机。

脑卒中有哪些危险因素

脑卒中不仅发病率高、死亡率高,也是导致成年人残疾的首要原因,给社会、病人和家庭带来沉重的负担和痛苦。美国弗莱明翰心脏研究提出:脑卒中病人人均寿命比健康人缩短约 12 年。脑卒中的复发率相当高,国家脑卒中登记平台的数据显示:5 年累计复发率达到 30%,所以预防脑卒中发生和复发意义重大。

脑卒中的危险因素包括不可控制因素和可控制因素两大类,不可控制因素包括年龄、性别、种族、遗传等,可控因素包括疾病和生活方式等。根据全球疾病负担研究报告的分析,90% 以上的脑卒中是由可控因素造成的,针对这些影响因素采取预防措施,可以有效地预防脑卒中的发生。

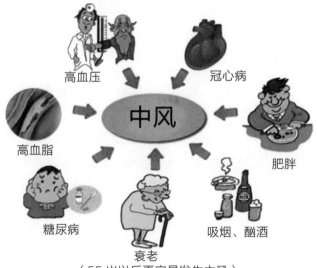

（55 岁以后更容易发生中风）

高血压

无论是收缩压高还是舒张压高，高血压都是引起脑卒中最重要的危险因素。脑卒中的发病率、死亡率与血压的上升密切相关。研究显示：收缩压每升高 10mmHg，脑卒中的发病风险增加 49%；舒张压每升高 5mmHg，脑卒中的发病风险增加 46%。

糖尿病

糖尿病是脑卒中的重要危险因素。糖尿病使脑卒中的发病风险增加 1 倍以上，20% 的糖尿病病人死于脑卒中。除糖尿病病人外，糖调节受损的人脑卒中的发病风险也增高。如果糖尿病同时合并高血压，那脑卒中的发病风险比单患一种疾病的风险进一步增高。

血脂异常

血脂异常与脑卒中发病密切相关。大规模的人群研究发现，血总胆固醇每升高 1 毫摩尔 / 升，脑卒中的发病风险增加 25%；甘油三酯每升高 1 毫摩尔 / 升，缺血性脑卒中的发病风险增加 15%；而高密度胆固醇 (HDL-C) 每升高 1 毫摩尔 / 升，缺血性脑卒中的发病风险减少 47%。

心房颤动

心房颤动简称"房颤"，是一种老年人常见的心律失常，其发生率随着年龄的增长而增加，75 岁以上人群中约 10% 的人有房颤。我国房

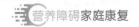

颤病人脑卒中的发生率高达 12.1%，比无房颤人群高 4~5 倍，所以房颤病人应及时就诊，接受规范的抗凝药物治疗。

肥胖

肥胖是很多疾病的共同根源，包括高血压、2 型糖尿病、冠心病、睡眠呼吸暂停等，上述这些都是脑卒中的高危因素。国内人群研究显示，肥胖的人发生缺血性脑卒中的风险是体重正常者的 2 倍；腹型肥胖是脑卒中尤其是缺血性脑卒中的独立危险因素。腹部脂肪堆积越多，脑卒中的发病风险越高。控制体重、减轻肥胖，是预防脑中风的重要手段之一。

吸烟

与不吸烟的人相比，吸烟的人缺血性脑卒中的患病风险增加近 1 倍；在 50 岁以前发病的脑卒中人群中，有 60% 与吸烟有关。

饮酒

20 多项研究的综合分析证实：与不喝酒的人相比，少量饮酒（<150 克 / 周）可使脑卒中的风险降低 15%，而大量饮酒 (>300 克 / 周) 使脑卒中的风险升高 20%。

预防脑卒中从控制"三高"着手

"三高"包括高血压、高血糖、高血脂，三者均属于脑卒中的重要危险因素，控制"三高"有助于预防大部分的脑卒中。

高血压

病人应严格监测血压，定期随诊，一般降压目标是低于 140/90mmHg。年龄大于 65 岁的老年人可根据病情调整目标。

高血糖

应定期检测血糖，糖尿病病人要控制饮食和适当锻炼，如果血糖仍控制不佳，应在内分泌医生指导下进行药物治疗。

高血脂

血脂异常病人改变生活方式无效时可采用药物治疗，如果血脂异常者同时合并有高血压、糖尿病或心血管疾病，降脂目标要求更严。

改变生活方式可预防脑卒中

合理营养，少盐限油

每日食物种类应多样化，注意营养均衡；建议减少食盐的摄入量，每天少于 6 克；增加钾摄入量，钾摄入量 >4.7 克。控制油脂的摄入量，烹调用油全天不超过 25 克，大约 2 汤匙的量。

食动平衡，保持健康体重

要适当运动，避免久坐。健康成人每周应至少有 3~4 次、每次至少 40 分钟的中等或以上强度的有氧运动，可以根据个人的身体情况选择适合自己的运动方式，如快走、慢跑、游泳、骑自行车、打球、跳健身操等。

戒烟限酒，生活规律

戒烟可使脑卒中的发性风险降低 50%。所以吸烟者应尽早戒烟。

饮酒应节制，避免大量饮酒。建议成年男性每天饮酒的量折合成酒精不宜超过 25 克，女性不宜超过 15 克。

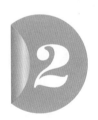

脑卒中病人如何调理饮食

脑卒中病人如何保证平衡膳食

脑卒中病人需要的食物种类与健康人相似，包括谷薯类（米面、粗杂粮和薯类等），动物性食品，蔬菜水果类，豆类、坚果类，油脂类。

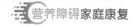

谷薯类

谷薯类包括米面、粗杂粮和薯类，为保证充足的能量，每天进食的主食要达到 200~300 克，可根据病人进食量、消化功能分配餐次，进食量少、消化功能差的病人餐次可多一些，如每天 4~6 餐，胃肠功能正常的病人可搭配吃些粗杂粮，如早餐可吃燕麦粥、杂粮粥、小米粥、荞麦面条、玉米面点、全麦面包等，煮饭时可在普通大米的基础上混合些荞麦仁、藜麦、糙米或黑米、红米等，如果担心粗粮质地太硬难以消化，可以提前浸泡 1~3 小时，另外也可以吃些杂粮如番薯、淮山药、玉米等。

动物性食品

脑卒中病人需要充足的优质蛋白质，以保证组织的修复。动物性食品是优质蛋白质的主要来源，主要包括禽畜肉类、水产类、蛋类及奶类及奶制品等。

1. 禽畜肉

建议每天吃 50~75 克禽畜肉，并多选脂肪含量较低的种类，如鸽子肉、鸡肉、去皮鸭肉、兔肉、瘦的牛肉、猪肉等。

2. 水产类

建议每天吃 75~100 克鱼肉，如鲩鱼、大鱼、鲫鱼等，尿酸不高的病人可适量吃些海鱼，如三文鱼、带鱼、鳗鱼、鳕鱼等。

3. 蛋类

建议每天吃蛋类 25~50 克。对伴有高血压、血脂异常、糖尿病的脑卒中病人，每周吃全蛋 3~5 个。

4. 奶类及奶制品

建议每天喝 300 毫升的牛奶或吃些奶制品，多选低脂、脱脂奶及奶制品。如病人对乳糖不耐受，可尝试喝酸奶或选择不含乳糖的奶制品。

蔬菜水果类

建议多吃蔬菜、水果，以保障维生素 C、胡萝卜素、矿物质和膳食纤维的摄入。每天吃新鲜蔬菜 400~500 克，多选用新鲜绿叶蔬菜及深色蔬菜，如西兰花、菜花、番茄、红萝卜、芹菜等。每天吃 150~250 克水果，可以吃橙子、柚子、柠檬、桃子、杏、猕猴桃、枇杷、苹果、草莓、樱桃、火龙果等。

豆类、坚果类

大豆、坚果含丰富的优质蛋白质、必需脂肪酸、B 族维生素等营养素，且含有磷脂、植物固醇等多种有利于降低血脂的植物化学物质。豆制品较原粒的整豆更容易被消化吸收，建议每天吃些豆制品，可以喝豆浆，也可以吃豆腐、豆花、豆干、腐竹等。另外建议每周吃 50 克左右的坚果，如开心果、腰果、大杏仁、夏威夷果、瓜子、核桃等。

油脂类

油脂类包括食物自带的脂肪和烹调用油两部分，一般建议脑卒中病人烹调以植物油为主，全天不超过 25 克，尽量少用动物油。少吃煎炸食物及脂肪含量高的食物，如肥肉、奶油等。

还要注意限制胆固醇摄入，一般每天摄入量不超过 300 毫克；如合并有高胆固醇血症的病人摄入量要控制的更严格。

怎样为脑卒中病人烹调加工食物

应根据病人的摄食情况、吞咽功能、消化功能循序渐进地调整食物的形态，刚拔胃管恢复进食的病人可先吃流质（如米糊、牛奶、豆浆等）、半流质（如肉粥、肉丝细面、小云吞、松软的蛋糕、蛋羹等）食物，逐步过渡到软饭，再到一般人吃的食物，肉、菜尽量选择较嫩、较软的部分，并切细、剁碎。

多使用蒸、煮、炖、拌、汆、焖、煨等烹调方式，使食物更易于消化吸收。避免使用煎、炸等烹调方法，避免盐腌、烟熏、烧烤等方式。对有咀嚼、吞咽障碍的病人吃的食物应制备成泥状或糊状，降低咀嚼、吞咽难度，必要时使用管饲饮食。

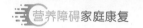

脑卒中病人营养不良危害大，如何及时发现

国内不同研究的结果显示，脑卒中后营养不良的发生率为19%~59.3%。营养不良直接影响病人的脑功能恢复；还会使免疫功能降低，使病人容易发生肺炎、压疮、伤口愈合延迟等并发症；还会影响肺功能及肢体功能康复。

当病人有以下情况时可能存在营养不良：病人明显消瘦或近期体重减轻超过5%；食欲下降、进食量比平时明显减少；近期有明显胃肠道不适；出现上述情况应及时就诊，尽早进行营养干预。

脑卒中病人的营养支持

对脑卒中病人进行营养支持强调适量，既要避免营养不足，又要避免营养过剩。影响脑卒中病人营养需求的因素很多，包括年龄、体型胖瘦、有无合并疾病、疾病严重程度、能否下床活动等。一般成人每天需要的能量大致是每千克体重20~35千卡，每天约1200~2000千卡。建议在营养医生会诊后，为病人制订营养支持方案，选择合适的营养配方。

为保证营养支持的有效性，减少不良反应及并发症的发生，家人应关注病人的胃肠情况、营养状况，必要时到营养门诊寻求帮助。

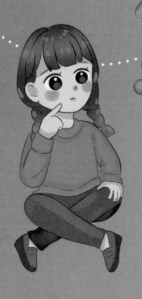

Part 8

吞咽障碍病人的营养康复

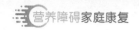

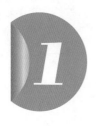

认识吞咽障碍

吞咽障碍是指吞咽过程的任一环节出现问题，如口、咽、食管结构和/或功能受损，不能安全有效地把食物输送到胃的情形。约 51%~73% 的吞咽障碍病人会发生误吸，很容易导致吸入性肺炎。后者已成为老年人死亡的重要原因之一。

多种疾病因素可引起吞咽障碍，较常见的有脑卒中、帕金森病、严重认知障碍或痴呆、重症肌无力、脑神经病变、肿瘤或放疗等造成食道的损害。

脑卒中病人吞咽障碍发病率高达 50% 以上，是脑卒中病人发生营养不良的主要原因之一；吞咽障碍不仅使脑卒中病人生活质量下降，也使病人感染并发症的概率增加，使康复、住院时间延长，死亡风险增加。

脑卒中病人在恢复进食或饮水前应常规由医院康复科或神经科专业人员进行吞咽功能评估，常用的方法有吞咽障碍筛查、洼田饮水试验等，家人要与康复医生充分沟通，了解病人是否适合经口进食，适合用什么稀稠度的食物，是否需要管饲饮食。

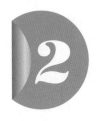

吞咽障碍病人的饮食调养

如何为吞咽障碍病人调制合适的食物

制备吞咽障碍病人的食物有以下原则：①把硬的食物变软，如土豆泥、苹果泥等，便于病人咀嚼和吞咽；②使稀的食物增加稠度，如在汤水、饮料、果汁、牛奶等流质食物中添加食物增稠剂，以减慢食物通过咽和食管中的速度；③食物调配要性状均一，避免不同形态的食物混搭在一起，如避免固体和液体混在一起吃；④食物要密度均匀，不易松散，不易在口腔、咽部黏膜上残留；⑤食物要选择顺滑柔软、吞咽时容易变形的种类，如酸奶、鸡蛋羹、豆腐花等。

目前市面上有一些适合吞咽障碍病人的增稠剂，添加后可以把液体包括水、汤、果汁、牛奶、营养液转变为凝胶状食物，降低液体食物通过口咽和食道的速度，加不同剂量的增稠剂可调配出不同的稀稠度，建议病人可以在专业人员指导下选择合适的增稠剂。

吞咽障碍病人进食要注意什么

选择合适的餐具

鼓励病人自主进食，可选用附有保护胶套或边缘较钝的小勺子或改良的筷子，便于抓牢，餐具可选择有吸盘的特制碗或碟子，桌面可放防滑餐垫，避免不小心碰倒餐具。

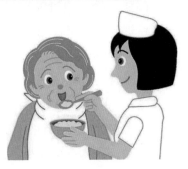

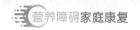

喂食的量和速度

喂食要从少量开始，根据病人进食、咀嚼、吞咽的速度调整，逐步增加喂食量，注意给病人充分的停顿时间，确认吞完一口后再开始下一口。

喂食的其他注意事项

对于耐力差的病人，宜采取少量多餐的方式。在病人神志不清、疲倦或不愿配合时暂停喂食，如病人出现呛咳更应停止喂食，轻拍背部。餐后让病人坐位或半卧位休息 30~40 分钟，不要马上平躺，以利于食物的消化，减少反流风险。

3 管饲病人的家庭营养康复

管饲喂养与管饲饮食

管饲喂养的形式有多种，包括分次推注、持续输注等，分次推注是每天分 4~6 次，用注射器把管饲饮食经胃肠营养管推注进胃肠道；而持续输注需使用肠内营养泵，把管饲的营养液像打吊针一样缓慢输注到胃肠道，它更适合消化吸收功能差的病人。

管饲饮食是一种可以在喂养管内输注的流质，这种饮食除了用于管饲病人外，也可供咀嚼障碍或轻度吞咽障碍的病人口服使用。管饲饮食包括自制匀浆、匀浆膳成品和肠内全营养制剂。

自制匀浆膳是把日常吃的主、副食通过破壁机制成流质。步骤如下：先做好主食如米饭、面条、馒头等，把洗净去骨的食材如鸡肉、瘦猪肉、鱼肉等切块蒸熟、蔬菜水煮；鸡蛋蒸熟；再将主食、副食放入破壁机，加温开水、植物油和食盐，开机搅匀制成流质，用不锈钢滤网过筛，去除未打碎的食物团块，以免堵管。

自制匀浆要保证食材新鲜、卫生，配制用的器具每天要严格高温消毒，操作过程要注意卫生，最好当餐制备、当餐进食。如果一次制备全天的匀浆，未吃的部分要分装密封保存在冰箱冷藏格，下次食用前要充分加热。自制匀浆在冰箱保存不要超过 24 小时，超过要及时丢弃，避免细菌污染。

除匀浆外，管饲病人还可以选择全营养配方的肠内营养制剂，有粉剂和液体制剂两种形式，前者需冲调后使用；后者可直接使用。

液体形式的肠内营养制剂使用起来比粉剂更为便捷，其完全不需要配置，价格比粉剂更高。市面上肠内营养制剂种类繁多，有的是均衡型，有的是疾病专用型，营养特点不同，适用的疾病人群也不同，每个病人的代谢情况和消化功能不同，最好咨询营养师根据病人的病情和个人习惯选择适合的配方。

怎么解决管饲饮食的常见问题

便秘

解决便秘的方法包括几方面：增加水分的摄入，可以通过喂养管分次推注温水；增加管饲饮食中的膳食纤维，如使用匀浆膳的可增加蔬菜摄入量，对于用营养液的可考虑调整配方，选择含膳食纤维较多的 EN制剂；如便秘不能缓解可根据医嘱服用通便药物或使用开塞露。

腹泻

出现腹泻应注意以下几方面的问题：①留意匀浆膳或营养液有没有受到污染而变质，配好的饮食是否冷藏保存，存放时间是否过长。从冰箱拿出来的营养液注意要加温，冬天使用营养液应保证温度在 40 度左右。②有无使用抗生素或某些药物引起肠道功能紊乱的可能。③如果怀疑病人吸收功能欠佳，可降低营养液配制的浓度、减慢输注的速度，或改用易消化的配方，必要时加用消化酶类药物、益生菌等，轻度的腹泻可能短时间改善，严重而持久的腹泻需要尽快就医。

管道堵塞

堵管的原因与管道维护、营养液的黏稠度等有关。一旦发生堵管可尝试用温水或者碳酸饮料冲洗，推注液体时避免用力过猛，如果不能疏通应及时到医院护理门诊求助。为了预防堵管，在制作匀浆时要避免稠度过大。平时如果需要经喂养管给药的话注意将药物碾得粉碎，加水溶解，给药后须用 30 毫升温开水冲管；推注管饲饮食前后也要注意冲洗管道，防止堵塞。

除上述常见问题外还要留意病人有无呛咳、恶心、呕吐、腹胀等情况，如出现无法自行解决的问题应及时就医，必要时使用药物治疗。

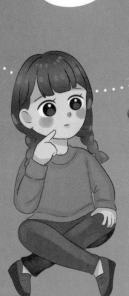

Part 9

高脂血症——健康的无形杀手

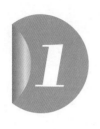

正确认识高脂血症

得了高脂血症，油脂是敌是友

人们一提起高脂血症，第一反应就是吃的东西太油了，觉得油脂是"罪魁祸首"，带点儿油的东西都不能吃，日常饮食的精髓，四个字就能概括：水煮一切……

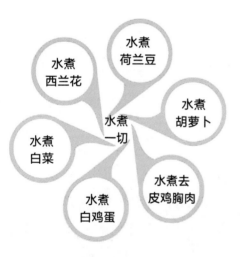

确实，摄入油脂过多，会导致血液中甘油三酯含量超标，引发血脂黏稠，但这只是表面原因，根本原因在于身体对于血脂的代谢调节出现了问题，使得血液中的脂质含量逐渐升高，最终得上了高脂血症。

脂肪也是有"敌""友"之分的，饱和脂肪酸吃得过多就成了"敌"，不饱和脂肪酸适量吃就成了"友"。

因此，在数量和质量得以合理控制的前提下，脂肪属于我们的"友军"，不该拒之于千里之外。高脂血症病人在日常的饮食中，减少饱和脂肪酸的摄入，增加不饱和脂肪酸的摄入，有助于降低血脂水平，降低心脑血管疾病的发生率和总死亡率。

另外还要注意选择合适的烹调方式，避免油温过高带来的油脂质变和食材某些营养物质的损失。

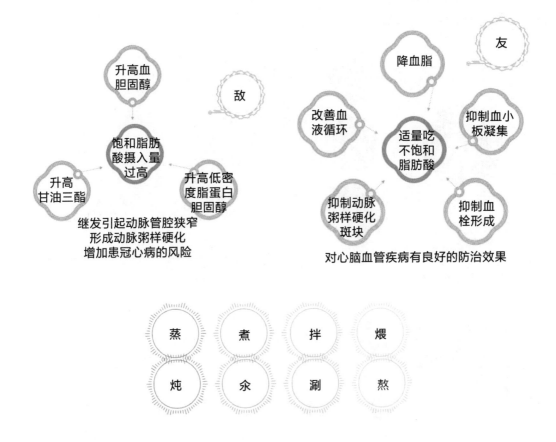

继发引起动脉管腔狭窄
形成动脉粥样硬化
增加患冠心病的风险

对心脑血管疾病有良好的防治效果

得了高脂血症，摄入胆固醇越少越好对吗

很多朋友"谈胆固醇色变"，认为食物中的胆固醇是导致心脑血管疾病的元凶，百害而无一利，所以把含胆固醇的食物从日常饮食中彻底清除"干净"，这种做法对吗？

胆固醇是我们人体必需的营养物质之一，在体内含量适当对人体来说是非常有益的，在我们的细胞生命活动中起着重要的作用。

但是，血液中的胆固醇含量如果超过了人体的实际需要量，这个时候就会对人体产生不利的影响，有可能滞留在血管内皮下方，进而引来单核细胞、巨噬细胞"帮倒忙"，结果越堆越多，进而启动动脉粥样硬化，这就增加了心脑血管疾病等慢性病的发病风险。而胆固醇过低，则会增加出血的风险。因此对于人体来说，胆固醇水平要保持在足够正常动态

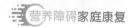

循环的水平，才是我们的最终目的。

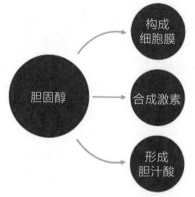

构成细胞膜

重要组成成分
要是没有胆固醇，细胞就无法维持正常的生理功能，生命也将终止。

合成激素

参与机体内各种物质的代谢
人体的肾上腺皮质和性腺所释放的各种激素，如皮质醇、醛固酮、睾酮、雌二醇以及维生素 D 都属于类固醇激素，其前体物质就是胆固醇。

形成胆汁酸

在肝内转化为胆汁酸，是其主要代谢去路
胆汁酸能降低油水间的表面张力，促进脂肪的消化吸收。

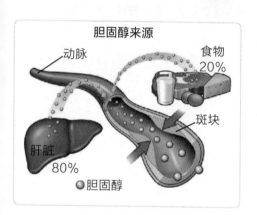

胆固醇来源

动脉

食物 20%

斑块

肝脏 80%

●胆固醇

　　高胆固醇血症的人往往是自身代谢出现了问题，即自身合成的胆固醇增多，或清除障碍所致。举个例子，鸡蛋黄虽然胆固醇含量高，但也含有丰富的卵磷脂，卵磷脂具有调节和控制血液中胆固醇的作用。所以即使患有高脂血症的人也可以吃蛋黄，关键是要掌握好食用量。考虑到风险因素，每天吃半个蛋黄，是一个既安全又营养的好习惯。所以，高脂血症病人适当吃一些含胆固醇的食物是没问题的，并不是摄入胆固醇越少越好。

高脂血症的饮食调养

高脂血症的营养处方

高脂血症病人每天都要有计划地摄取营养，才能有效地控制血脂。

合理饮食，控制总能量的摄入

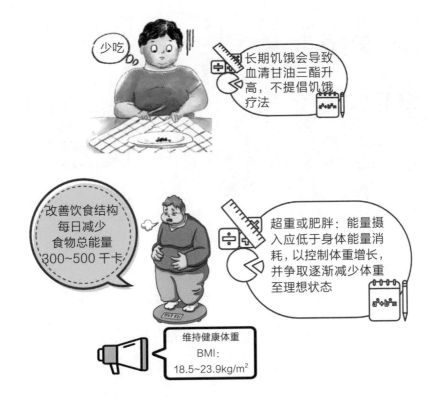

控制脂肪摄入量

在满足每日必需营养素和总能量需要的基础上，建议吃的总脂肪不应超过总能量的 20%~30%，其中饱和脂肪酸应小于总能量的 10%。

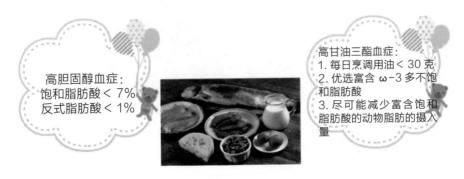

忌暴饮暴食或吃肥腻、高胆固醇、脂肪含量高的食物。

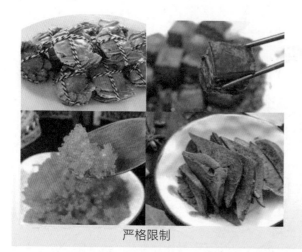

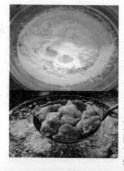

人造奶油 高温煎炸的食物

禁食含反式脂肪酸类的食物

严格限制

控制碳水化合物摄入量

每日碳水化合物的摄入量占总能量的 50%~65% 为宜。以谷类、薯类和全谷物为主，多选择富含膳食纤维和低升糖指数的碳水化合物。

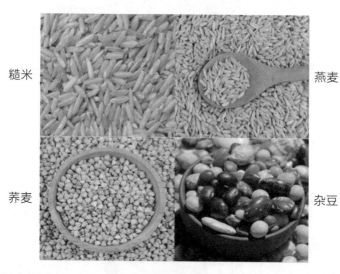

糙米

燕麦

荞麦

杂豆

适量控制精制碳水化合物类食物。

白面

精米

甜点

少吃为妙

饮料

含糖果汁

精制糖果

鱼、禽、蛋类和瘦肉

鱼、禽、蛋类和瘦肉摄入要适量，推荐成人平均每天摄入动物性食物总量 120~200 克，每周 3~4 个蛋黄。优先选择鱼肉，少吃肥肉、烟熏、腌制等深加工肉制品。

膳食纤维

每日饮食中应包含 25~40 克膳食纤维，其中 7~13 克为水溶性膳食纤维，有利于血脂控制。多吃深色蔬菜和水果，因为蔬果中富含的膳食纤维、维生素 C 有助于降低甘油三酯、促进胆固醇的排泄。

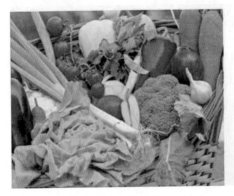

蔬菜 300~500 克

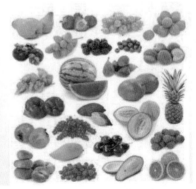

水果 200~350 克

限制钠盐

每天吃盐不超过 5 克。减少或避免含盐高的食物，如酱菜、酱豆腐等。

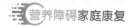

其他

能否喝酒因人而异，并要征求医师的建议。不喝酒的人，最好不要喝酒。如果有喝酒的习惯，建议每天饮酒的酒精含量不超过 15 克。

少量多餐，避免过饱，忌烟和浓茶。

生活方式该如何调整

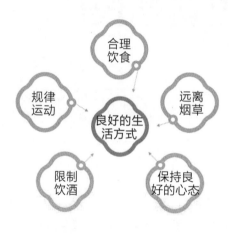

饮食治疗和改善生活方式是高脂血症的基础治疗措施，所以无论是否进行药物治疗，都必须坚持控制饮食和改善生活方式。

规律运动

如果病人有动脉粥样硬化性心血管疾病，应先在医生的指导下进行运动负荷试验，充分评估其安全性后，再开始做运动。如果病人不爱运动，老是久坐，血脂就容易升高。为了降血脂，我们就必须多动起来，可以多选择大肌群的有氧运动。

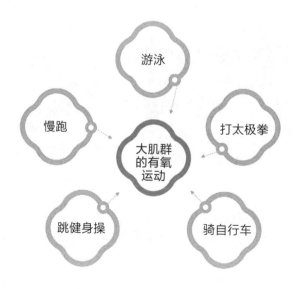

运动次数和运动时间因人而异，各人可结合自身年龄、体质等状况，灵活安排运动情况。

限制饮酒

最好不要喝酒。如果有喝酒的习惯，建议每天饮酒的酒精含量不超过15克。

保持良好的心态

研究表明：长期压力过大，会影响人体内的激素分泌，继而影响人体的血脂代谢，导致血脂升高。所以平时要注意自我减压，保持积极的心态，可以听音乐，冥想，到户外放松心情，短途旅游等。

远离烟草

完全戒烟和有效避免吸入二手烟，有利于预防动脉粥样硬化性心血管疾病，并升高高密度脂蛋白胆固醇（HDL-C）水平。可以选择戒烟门诊、戒烟热线咨询以及通过药物来协助戒烟。

合理饮食

合理饮食
控制体重

戒烟限酒
受益无穷

适当运动
贵在坚持

保持乐观
心理平衡

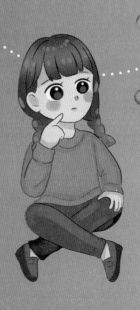

Part 10

冠心病：世界级冠状动脉灾难

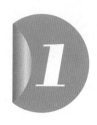

关于冠心病，你不可不知的几件事

避免在饮食上"挖坑"

循证医学证据显示，从膳食中摄入的能量、饱和脂肪酸和胆固醇过多以及蔬菜水果摄入不足等会增加心血管疾病的发病风险。因此在日常生活中，冠心病病人除了要积极配合治疗以外，还要注意避免日常饮食中的误区，不要给自己"挖坑"。

避免高热量

超重和肥胖是冠心病的主要危险因素。食用高糖、高脂饮食会导致机体摄入过多热量，发生超重、肥胖、血脂异常、糖调节受损等情况，不利于冠心病的控制。

避免高脂肪

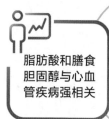

饱和脂肪酸摄入增多会升高血脂水平

主要存在于禽畜肉、棕榈油等食物中

脂肪酸和膳食胆固醇与心血管疾病强相关

反式脂肪酸摄入过多易诱发动脉粥样硬化

主要存在于氢化植物油（如起酥油、人造奶油）及其制品（如酥皮糕点、人造奶油蛋糕）、各类油炸油煎食品、高温精炼的植物油和反复煎炸的植物油里面

避免高糖，特别是添加糖

含糖饮料摄入过多也会增加心血管病（脑卒中、心肌梗死）的发病风险。多项研究提示，喝添加人工甜味剂的饮料会增加脑卒中、冠心病及总死亡风险。

避免高钠盐

对于有高血压的冠心病病人，高钠饮食可导致血压升高，而高血压是冠心病的重要危险因素之一。在冠心病合并心功能不全的病人中，吃过多的盐可导致人体血液容量增加，从而增加心脏负担，诱发心衰。

避免蔬菜水果摄入不足

研究表明，多吃蔬菜和水果能保护心血。每天多吃1份蔬菜或水果（约100克）可使冠心病的发病风险减少4%。

冠心病病人要避免做的七件事

情绪过分激动

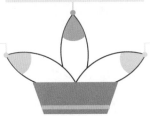

可使神经内分泌系统出现紊乱，释放大量的有害物质

有害物质最终会导致冠状动脉血管收缩，心肌缺血

出现心慌气短、面色苍白、血压升高等症状

情绪过分激动

吃得过饱

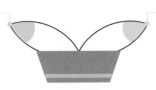

引起冠状动脉痉挛，导致心肌供血不足，出现心肌缺血的表现

使胸腔和腹腔的分界——横膈抬高，压迫心脏，导致心肌缺血，诱发冠心病的发作

吃得过饱

大量饮酒

直接毒害心肌细胞，使其收缩和舒张功能减退

如果持续大量饮酒，有些人将会发展为酒精性心肌病，出现心脏扩大、心力衰竭，表现为心悸、憋气和心律失常等

大量饮酒

饮浓茶和咖啡

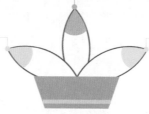

引起心跳过快，血压升高，扣动心脏病发作的扳机

可导致神经系统过度兴奋，引起失眠

对患有心动过速、早搏和房颤的冠心病病人非常不利

饮浓茶和咖啡

吸烟

香烟中所含的大量尼古丁之类的有毒物质可使冠状动脉痉挛，加重心肌缺血。

做突然发力的动作

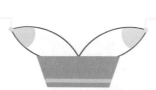

让人从静态中突然发力，血压骤然升高，心脏承受的压力也随之剧增

血压出现波动时，血管斑块的活动性会随之增加，容易脱落，导致心肌梗死或脑梗死等

做突然发力的动作

剧烈运动

已有冠状动脉狭窄的病人，如果进行剧烈运动，会使心肌的血氧供求失去平衡，导致心肌缺血，诱导冠心病的发作。

日常如何做可以远离冠心病

日常注意避免不良的生活方式，可以减少冠心病的发生。

▶ 起居有常。早睡早起，避免熬夜工作。

▶ 保持健康心理。抑郁、持久性心理压力、焦虑等精神疾病或心理问题会增加冠心病的风险，而正面的心理情绪能够促进心血管健康。保持乐观和积极的生活态度有助于降低冠心病的发病和死亡。

▶ 控制饮食。不少冠心病的病人是因为饮食不均衡，吃太多的高脂肪、高热量、高钠盐食物引起的，这样的情况下预防冠心病就要以均衡饮食为主，少食多餐。少食油腻、脂肪、糖类。

▶ 加强锻炼，减少久坐。成年人保持每周 ≥ 150 分钟的中等强度运动，或每周 ≥ 75 分钟的高强度运动可减少心血管疾病发病。

▶ 戒烟少酒。吸烟是造成心肌梗死、中风的重要因素，应绝对戒烟。对于喝酒者应限制每天酒精摄入量：成年男性每天 < 25 克，成年女性每天 < 15 克。不建议不喝酒者通过少量饮酒预防心血管疾病。另外对于糖尿病病人不推荐喝酒，若喝酒应警惕酒精可能引发的低血糖，避免空腹喝酒。

冠心病的饮食调养

冠心病的营养处方

合理的饮食是预防和治疗心血管疾病的基石。总体来讲，冠心病病人要注意平衡膳食，既要保证营养，又要控制一些食物的摄入总量（如胆固醇）。

◗ 谷类为主是平衡膳食的基础。增加全谷物、杂粮、杂豆和薯类的摄入，有助于降低心血管疾病的发病风险。

◗ 增加蔬菜水果的摄入，最好能保证每天摄入 400~500 克的新鲜蔬菜和 300~400 克的新鲜水果。深色的新鲜蔬菜、水果所含的营养比较丰富。

◗ 选择优质的蛋白质来源，适当增加豆类和坚果等植物蛋白。如家禽、鱼类、蛋类、坚果和豆类等食物，这些食物有助于降低心血管疾病的发病风险。

◗ 减少钠盐的摄入，平均每人每天摄入钠盐少于 5 克。在烹调时尽可能使用定量盐勺，可以很清楚知道每日的用盐量。

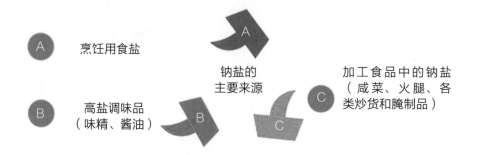

A　烹饪用食盐

B　高盐调味品（味精、酱油）

钠盐的主要来源

加工食品中的钠盐（咸菜、火腿、各类炒货和腌制品）

◗ 减少加工肉类、含饱和脂肪酸食物的摄入，控制膳食中的胆固醇摄入。

◗ 减少含糖饮料的摄入，可以适量喝茶。常见的添加糖包括葡萄糖、蔗糖、玉米糖浆、蜂蜜、枫树糖浆和浓缩果汁等。

◗ 增加饮食中钾摄入量。富含钾的食物有新鲜蔬菜、水果和豆类，肾功能良好者可选择低钠富钾替代盐。

◗ 控制体重。将体重维持在健康范围内，建立节食意识、制订用餐计划、记录摄入食物种类和重量、计算热量等，对减轻体重有一定帮助。减重计划应长期坚持，速度因人而异，不可急于求成。建议将目标定为一年内体重减少为初始体重的 5%~10%。

冠心病病人具体的膳食营养处方

食物种类	膳食营养处方
谷薯类	每天摄入 250~400 克，粗细搭配，常吃杂粮、杂豆，如小米、玉米、燕麦、红小豆、绿豆、芸豆等
蔬菜与水果	每天摄入 ≥ 500 克
鱼类	每周摄入 ≥ 300 克，建议采用煮、蒸等非油炸类烹饪方法
肉类	每天摄入畜禽肉 40~75 克，红肉摄入量不宜过多
蛋类	每周吃 3~6 个鸡蛋，同时注意每天膳食中胆固醇摄入不宜过多
大豆及坚果类	每天食用大豆 25 克；坚果适量，每周 50~70 克
乳类及乳制品	每天喝液态奶 150~300 毫升
茶	适量饮茶，每月茶叶消耗量为 50~250 克，绿茶为宜
含糖饮料	不喝或少喝含糖饮料
盐	每天摄入钠盐 < 5 克，做饭时少放盐，少吃腌制食品以及黄酱、腐乳等
食用油	每天不超过 20 克，多选用菜籽油、玉米油、葵花籽油、豆油、亚麻籽油、茶油和橄榄油等，并调换使用
复合维生素及脂肪酸	不建议单独服用膳食补充剂预防心血管疾病。孕妇等特殊人群服用膳食补充剂前请咨询医生

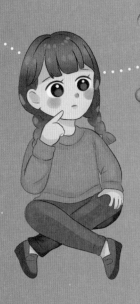

Part 11

高血压：最常见的慢性病之一

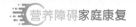

1 高血压病人的饮食误区

不吃盐能降血压，这个说法对吗

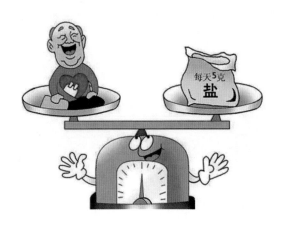

不吃盐这种做法是不科学的。高钠虽然不好，但钠离子是体内的一种重要的电解质，过度限盐不但会导致身体的电解质紊乱，同时也会影响身体的营养吸收以及体液平衡。体内严重的低钠，轻者引起乏力、恶心、呕吐、视物模糊、心率加快、血压下降、肌肉痉挛、反射消失等症状，严重者可能引起外周循环障碍、休克、急性肾衰竭而死亡。因此，限盐饮食不等于不吃盐，摄入适量的盐，尽量减少高盐饮食对血压的不良影响，才是正确的生活方式。

隐形盐不容忽视

在日常生活中，很多高血压病人知道要少吃盐，但是生活中有很多隐形盐被忽视了，千防万防，一不留神就容易摄入过多的盐分。

食物中"看不见"的盐

食品名称	钠 （毫克/100克）	食品名称	钠 （毫克/100克）
酱油	5657	方便面	400~800
豆瓣酱	6012	夹心饼干	303
甜面酱	2097	咸饼干	697
腐乳	3091	海苔	1599
榨菜	4253	薯片	508
味精	8160	麦片	318
鸡精	18864	奶油五香豆	1577

多吃植物油没关系，这个说法对吗

肥肉、大油、蛋黄等动物性脂肪对心血管疾病不利，已是很多高血压病人的常识。那么植物油富含不饱和脂肪酸多吃无妨，还能预防心脑血管疾病，这是真的吗？其实，这是一个误区，植物油也不能多吃。

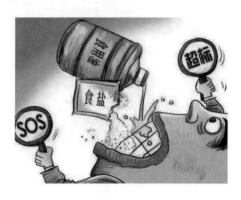

植物油产生的能量与动物油一样，每1克植物油产生9kcal能量。不控制植物油的摄入，同样也可导致能量摄入超标，造成体内能量过剩而发生超重或肥胖，进而引发一系列疾病，如高血压、高血脂等。食用过多的植物油，也会损伤心血管，引起血栓和动脉硬化。所以高血压病人为了健康，不能过量食用植物油，建议成人每天摄入烹调油25~30克。

多吃糖真的没关系吗

很多研究发现添加糖也是升高血压的重要因素之一。常见的添加糖

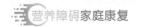
包括白砂糖、红糖、冰糖、果葡糖浆等。

一方面如果摄入过量的果糖，会使心跳加快，血管收缩，再加上体内的水和钠排泄减少，增加了血管里的容量，血压自然就会升高。另一方面，糖进入身体后，还可能引起肥胖、糖尿病、高尿酸血症、高脂血症等。而这些疾病常常会诱发或加重高血压，以及促进其他心血管疾病的发生发展。

因此，高血压病人要少吃添加糖，每天摄入添加糖最好控制在 25 克以下。还要注意隐藏在各种饮料、面包、饼干、糖果、冰激凌中的糖。

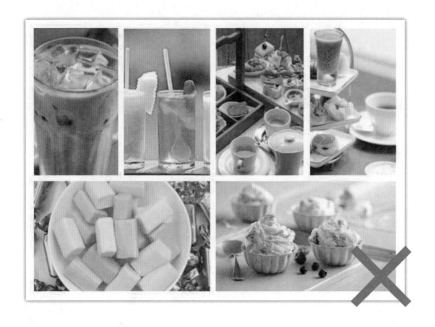

葡萄酒可以活血降压吗

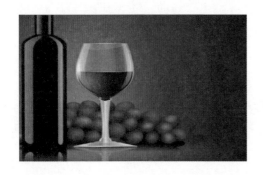

有研究证实，白藜芦醇有预防心血管疾病、抗癌、抗氧化等作用，而红葡萄酒中含有白藜芦醇，所以不少人认为"喝红葡萄酒有益于心脏健康""喝红葡萄酒可以降血压"……然而红葡萄酒中的白藜芦醇含量很低，每升红葡萄酒

约含白藜芦醇 1.5~3.0 毫克。

众所周知，酒精对血压升高有直接作用，所以对于那些从来不喝酒的人来说，尤其是高血压人群，最好不喝酒（包括红酒）。

高血压的饮食调养

高血压病人要注意哪些

低钠饮食

高血压病人每日食盐摄入量不超过 5 克，重点控制烹调用盐，适量使用酱油、酱等含盐高的调味品，少吃各种咸菜、盐腌食品及高盐加工食品，用低钠盐替代普通食盐（肾功能不全、高钾血症、服用保钾利尿剂的高血压病人等慎用）。关注食品营养标签，减钠勿忘补钾（肾功能不全的病人除外）。

控制主食的摄入量

减少精米精面的摄入，增加全谷物，如糙米、藜麦、燕麦、小米、糙米、紫米、黑米、薏米、燕麦、大麦、藜麦、黑麦、荞麦、高粱、玉米、青稞等的摄入。

多吃蔬菜、水果和奶制品

多吃绿叶菜、各种水果以及根茎类蔬菜、低脂乳制品、豆类和坚果类，以增加钾、钙、镁的摄入。

戒烟限酒

建议戒烟，避免被动吸入二手烟。必要时寻求医生的帮助，用药物辅助戒烟。不推荐饮酒，如不能戒掉，则应严格控制饮酒量，每日酒精

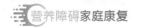

摄入量男性不超过 25 克、女性不超过 15 克。

控制体重

最有效的减重措施是控制能量摄入和增加体力活动。减重的速度因人而异，通常以每周减重 0.5~1.0 千克为宜。建议超重或肥胖者 3~6 个月体重减轻 5%~10%，消瘦者应通过均衡的营养计划恢复并长期维持理想体重。

规律运动

根据病人体质和年龄选择合适的运动项目，坚持适度有序的原则，选择长期有规律、循序渐进的运动方式。以中低强度运动为主，尽量避免剧烈运动。

建议生活规律，按时入睡，不熬夜，保证每日睡眠时间为 7~9 小时。良好的睡眠有助于降压，如果存在睡眠障碍，建议寻求医生的帮助。

DASH 饮食模式很不错

DASH 饮食模式是由美国一项高血压防治计划（DASH）发展而来的饮食模式。DASH 饮食模式强调增加较大量蔬菜、水果、低脂（或脱脂）奶的摄入，多吃全谷类的食物，进食适量的坚果、豆类，肉类采用鱼肉、鸡肉等白肉（瘦肉），避免红肉、肥肉及动物内脏，减少油脂类食物及烹调用油，并以植物油代替动物油，严格减少精制糖及含糖饮料的摄入，钠摄入量每天不超过 2300 毫克，最好在 1500 毫克左右。

研究表明，DASH 饮食适用于患有高血压、糖尿病的肥胖病人。因其饮食营养均衡、安全、依从性好，长期坚持有益于心血管健康。

可预防高血压的 3 种健康小工具

限盐勺

高血压病人每天盐的摄入量最好不超过 5 克。做饭时如果没有量具很容易超量，这时限盐勺就派上用场了。常见的限盐勺一般为 2 克，1 平勺刚好 2 克。做饭时要精准定量，做到心里有数。

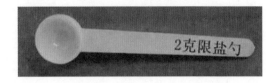

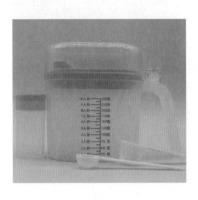

限油壶

对于油，建议成人一天的摄入量是 25~30 克，限油壶上有清晰的刻度，看好刻度，每天的用油量也能轻松控制。

食品秤

通过称量食物重量，间接了解食物的热量和含钠量，达到控制热量或者控盐的目的。例如，根据酱料成分表中的钠含量，换算成食盐量（1 克盐 ≈ 393 毫克钠），用食品秤称出用了多少酱料，把每天的用盐量在 5 克的基础上进一步减少。

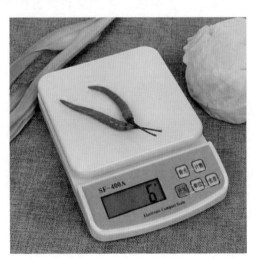

几个限盐小妙招

低盐饮食可降低收缩压 2~8mmHg。如何将限盐融入生活中呢？有以下几个小妙招来帮您。

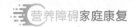

学会看食物标签

其实很多加工 / 预包装食品含有的"隐形盐"并不少，所以大家要学会看营养成分表中的"钠含量"（1 克盐 ≈ 393 毫克钠），购买时避开高盐食品。

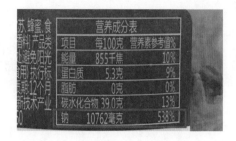

做菜时最后放盐

调整放盐时间也是限盐的好方法，可选择菜出锅时再放盐，这样既能让咸味更加突出，又可减少食盐用量。

选择天然香料

很多人觉得盐放少了，食之无味。其实我们可以选择天然食材、香料代替盐或高钠调料，如花椒、葱、姜、八角、桂皮、陈皮、九层塔、薄荷等，它们富含天然的芳香物质，一样可以让菜肴变得色味俱全。

减少外出就餐

餐馆为了追求口感，往往会加过多的盐或者各种高钠调料，因此如果想控制盐的摄入量，自己做饭是最佳选择。

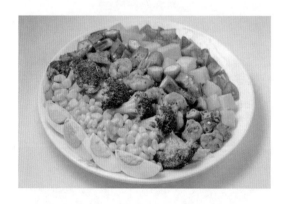

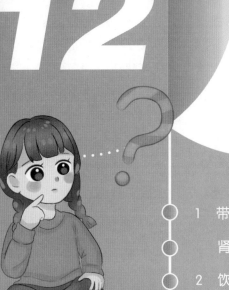

Part 12

泌尿系统疾病的营养康复

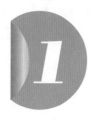 带你认识"沉默的杀手"—肾脏疾病

肾脏"沉默寡言"，发病严重了才吭声

张先生年逾不惑，是一家合资企业的高管，平时爱好运动，身体一直很健康。近1年多来，他在运动时常感到力不从心，继而出现疲惫、腰痛、夜尿增多、尿中有泡沫等症状。他自以为是身体衰老的现象，因此毫不在意，并有意加大运动量，想通过锻炼来延缓衰老。不料在参加公司举办的羽毛球比赛时，他突然出现面色苍白、头晕眼花、恶心、呕吐等症状，当即被送往医院救治。经过医生的检查，张先生被诊断为隐匿性肾炎、肾衰竭。

好端端的一个人，怎么一下子就变成了重症肾病病人，需要接受透析治疗？张先生及其家属都想不通。为什么会这样呢？

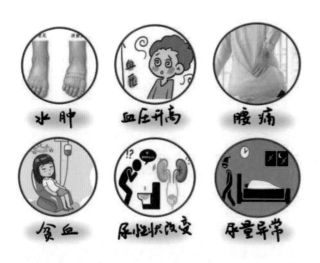

肾脏疾病简称肾病，是一种沉默病，尤其是慢性肾病，起初很多人不易察觉，等到出现水肿、恶心、呕吐、食欲减退等症状时，已经处于疾病后期了。为了早发现这种疾病，建议定期进行体检。肾病病人的主要临床表现有水肿、血压升高、腰痛、贫血、尿性状改变、尿量异常等。

如何避免肾病来敲门

◗ 摄入适量的优质蛋白。

◗ 控制盐的摄入量。

◗ 适当运动，控制体重，避免劳累，注意休息。

◗ 控制好血压和血糖，因为长期的高血压和糖尿病会对肾脏造成损害。

◗ 慎用药物，尽量避免药物对肾脏的损害。

◗ 定期体检，发现尿液有异常尽早治疗。

 **饮食与肾病的关系**

肾病病人一定要低蛋白饮食吗

低蛋白饮食，指通过减少从食物中摄入的蛋白质的量，来减轻肾脏的负担，从而延缓肾功能减退。这就好比老牛拉车，必须要减少它的负重，否则牛就有可能被累死。

听说蛋白质吃多了对肾脏不好，那是不是所有肾病病人都需要低蛋白饮食呢？答案是否定的。《中国慢性肾病营养治疗临床实践指南（2021）》提出，肾病病人的蛋白质饮食推荐，是根据不同的肾功能状态进行分区的（表12-1）。

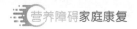

表 12-1　慢性肾病病人蛋白质摄入标准

CKD 分期	1 期	2 期	3 期	4 期	5 期
蛋白质摄入量 [g/(kg·d)]	***0.8（不论是否患有糖尿病）		0.6（未透析病人） 0.6~0.8（未透析糖尿病病人） 1.0~1.2（普通透析病人）		

低蛋白饮食就是少吃肉吗

很多慢性肾病病人认为低蛋白饮食就是少吃肉，甚至不吃肉，这种想法是不科学的。慢性肾病病人要摄入适量的优质蛋白。

健康成人每天的蛋白质推荐摄入量为 1.0g/（kg·d），而 CKD 第 3 期起即应开始低蛋白饮食治疗，推荐蛋白质摄入量为 0.6[g/(kg·d)]（未透析病人）。也就是说，未透析的慢性肾病病人的低蛋白饮食是相较健康成人每日少摄入蛋白质。并且在蛋白质总量控制的前提下，其中至少一半的蛋白质需来自动物性食物或豆制品，也就是从鸡蛋、瘦肉、禽肉、鱼肉、虾和奶制品中获得。这些食物蛋白质的氨基酸接近人体蛋白质的氨基酸，更容易被人体吸收利用。

警惕一不小心就吃出营养不良

前文中的张先生自从被确诊隐匿性肾炎、肾衰竭之后，家里人都非常紧张、焦虑，开始四处寻医问药，上网查询与肾脏疾病相关的各种资料，去医院咨询专业医生，任何可能有用的方法都不想放过。于是，各种版本的饮食指导与治疗建议都汇集到了张先生这里，此时张先生更拿不定主意了，不知听哪家的好。最后张先生决定：医生建议要少吃的尽量不吃，建议不吃的坚决不吃，想着这样该稳妥了吧。

没想到 1 个月下来后，张先生饿得面黄肌瘦，浑身乏力，连走路都喘气了。此时，张先生和家人着急了，赶紧上医院复查，结果发现病情非但没有好转，还出现了低蛋白血症、贫血，体重也下降了不少。医生仔细询问后才发现，原来张先生平时在饮食上太过于忌口，把自己带入了一个饮食误区，从而引起了营养不良。为避免出现此种情况，尽早咨询有肾脏疾病营养治疗相关经验的医生或营养师就显得十分必要了。

聊聊不同类型肾病的饮食调养

慢性肾衰竭病人的低蛋白饮食有诀窍吗

很多慢性肾病病人觉得低蛋白饮食很难实施，感觉这也要少吃，那也要少吃。那么，实施低蛋白饮食需要掌握哪些关键点呢？

关键点 1：摄入足够的优质蛋白质

实施低蛋白饮食的一个关键点就是限制蛋白质。蛋白质在很多食物中都有，食物中的蛋白质分为优质蛋白质和非优质蛋白质，慢性肾病病人必须保证摄入足够的优质蛋白质，否则很容易出现必需氨基酸缺乏。含必需氨基酸多的食物主要有猪肉、牛肉、鱼、鸡等，这些食物中的蛋白质称为优质蛋白质；而植物性食物中必需氨基酸不足，因此这些食物中的蛋白质称为非优质蛋白质。

关键点 2：摄入充足的能量

肾病病人的能量推荐摄入量为 30~35kcal/(kg·d)，在能量充足的情况下，可以减少机体对蛋白质的分解。因此在限制蛋白质的情况下，需要充分利用脂肪和碳水化合物含量高、蛋白质含量低的食物来提供能量。

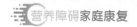

关键点 3：限盐

吃盐过多会引起血压升高，导致肾脏血管压力升高，加重肾病的进展。病人每日吃盐量一般需要控制在 6 克以下，血压较高或水肿时要将食盐控制到 3 克以下。

📋 小贴士

> **控盐小技巧**
>
> 1. 使用限盐勺，逐渐减少食盐摄入量。
>
> 2. 烹调时可以借助食材的味道来调味，如用姜、蒜、葱、香菜、香料、醋、糖、肉汁的鲜味等来调味，进而替代一部分的盐和酱油。
>
> 3. 少吃零食，如话梅、薯片等。
>
> 4. 少吃富含隐形盐的食物，如面包、面条、饼干、鸡精、味精等。

关键点 4：限水

病人肾功能不全，或尿量减少、水肿时，应注意控制水分的摄入，否则会引起体内水分潴留，导致心衰。

📋 小贴士

> **限水小技巧**
>
> 1. 少吃含水量高的食物，如西瓜、冬瓜等。
>
> 2. 饮食要清淡，不吃或少吃高盐食物，如咸鱼、腊肉、咸菜等。
>
> 3. 用带刻度的杯子喝水。
>
> 4. 小口喝水，不要一饮而尽。
>
> 5. 口渴时嘴里含一块冰。
>
> 6. 不喝或少喝浓茶、咖啡，可在饮品中加入柠檬片或薄荷叶。

关键点 5：限钾

肾病病人如果合并高钾血症会导致心律失常，严重时可危及生命。所以这类病人饮食上一定要注意避免含钾丰富的食物，如土豆、香蕉、番茄、橘子、橙子、巧克力、蘑菇等。

关键点 6：控磷

高磷饮食促使身体对钙的吸收减少，从而造成骨质疏松、牙齿蛀蚀、精神不振等症状，破坏其他矿物质平衡，进而导致高磷血症。各类肾病病人要远离高磷饮食。

📋 小贴士

> 控磷小技巧
>
> 1. 尽量选择低磷食物，如黄桃、芒果、鸭梨、李子、杏、冬瓜、木耳、胡萝卜等。
>
> 2. 少吃高磷食物，如奶酪、各类奶制品、豆制品、花生、核桃、瓜子、可乐、巧克力、花生酱、酸奶、布丁等。
>
> 3. 严格实施低蛋白饮食，由于磷主要在高蛋白质食物中存在，因此实施低蛋白饮食时，磷的摄入量也明显减少了。

关于慢性肾炎病人的限盐饮食

慢性肾炎的全称是慢性肾小球肾炎，泛指一组逐渐发展为慢性肾衰竭的肾小球病。主要症状为蛋白尿、血尿、高血压、水肿，并伴有不同程度的肾功能减退。而钠盐摄入过多会引起血容量增加、继而升高血压、加重水肿，增加心脏的负担。

慢性肾炎病人要根据自身病情和水肿程度决定食盐摄入量。

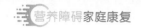

慢性肾炎病人食盐推荐摄入量

病情	食盐推荐摄入量
病情稳定，无浮肿，血压不高	≤ 4 克 / 天（钠 < 1600 毫克）
水肿、高血压	≤ 2 克 / 天（钠 < 800 毫克）
病情严重、严重水肿、高血压	无盐饮食

限盐饮食分为低盐饮食、无盐饮食和低钠饮食。

▶ 低盐饮食：全天烹调用盐限制在 2~3 克，忌用一切添加食盐的食物，如各种腌菜、咸菜、咸肉、咸鱼、酱菜、腊肉、火腿、腐乳等。在控制食盐的过程中注意控制酱油，5 毫升酱油的含盐量约为 1 克。

▶ 无盐饮食：无盐饮食是指在烹调时不加食盐或酱油，用糖、醋调味的方法，如使用番茄酱，还可以用原汁蒸、炖的方法保留食物的原汁原味，提高口感，禁止吃添加食盐的食物。

▶ 低钠饮食：除了遵循无盐饮食的要求外，还应限制含钠高的食物，如面条、面包、话梅等。

肾病综合征病人需要通过高蛋白饮食来补充蛋白质吗

肾病综合征病人常表现为尿蛋白大于 3.5 克 / 天，水肿，血脂升高，血浆白蛋白低于 30 克 / 升，甚至血尿酸升高。肾病综合征病人体内的白蛋白从尿中丢失，体内蛋白质出现"得不偿失"的状态，继而出现低白蛋白血症。那么肾病综合征病人需要通过高蛋白饮食来补充蛋白质吗？答案是否定的。

蛋白质消化后的代谢废物是通过肾脏排出来的，摄入过多的蛋白质会增加肾脏的负担，造成更多的蛋白漏入尿中，简而言之，就是吃得多、排得多，损伤更多。高蛋白饮食会增加肾小球高滤过，加重蛋白尿并促进肾脏疾病进一步恶化，目前一般不主张应用。

对于早期肾病综合征病人，在无肾衰竭的情况下，建议给予正常量的优质蛋白质即可。一旦病人出现慢性肾衰竭，应限制蛋白质的摄入，实施低蛋白饮食。

糖尿病肾病病人可以吃淀粉类食物吗

病人：医生，我的肾功能越来越差了，我现在都不敢吃肉，经常只吃白米饭、包子和青菜，最近瘦了很多，而且血糖还越来越高了，非常焦虑和烦恼，不知道能吃啥了？

医生：你肾功能不好，确实需要限制吃肉的量，但不是完全不能吃肉，你可以用部分淀粉类食物代替白米饭、包子，这样就可以留出部分蛋白质的空间来吃肉。

病人：吃了淀粉类食物血糖会飙升，是不是？

医生：糖尿病肾病病人与普通糖尿病病人的饮食不太一样，此时保护肾功能成为饮食治疗的主要问题，这时就要根据病情限制蛋白质的摄入量。很多病人跟你一样，总是担心淀粉类食物会升高血糖，其实并非如此，食物的升糖效应最主要还是看其升糖指数（GI），如藕粉、豌豆粉丝、土豆粉条、莒粉等淀粉类食物的 GI 值并不高，合理进食不会引起血糖飙升。

常见食物的升糖指数（GI）

食物品种	GI
藕粉	33
豌豆粉丝	32
土豆粉条	13.6
莒粉	35

病人：那我怎么吃才叫合理进食呢？

医生：简单来说就是混合进食。纯淀粉类食物最好和含优质蛋白质的食物（蛋清、牛奶、瘦肉、鱼等动物蛋白），以及膳食纤维含量丰富的食物（主要是蔬菜）一起吃。也就是我们常说的要把米饭、蔬菜、肉类搭配着、混合着吃，食物种类越杂越好，吃的食物种类越单一，越容易升高血糖。

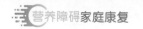

洗肾了就可以胡吃海喝吗

很多病人都有疑惑，进入了透析阶段，身体内的毒素可以通过透析排出来了，还需要忌口吗？原则上，考虑到病人透析后的营养状态，一般不需要严格忌口。但为了保障病人的营养状况和减少并发症的发生，透析病人同样需要注意饮食调养。

◗ 摄入足够的蛋白质：病人在透析过程中机体会丢失一定量的蛋白质，因此，透析病人应摄取更多的蛋白质。蛋白摄入量以每天每千克体重 1.0~1.2 克为宜。以优质蛋白质为主，如蛋清、牛奶、瘦肉、鱼等动物蛋白。

◗ 要摄入足够的热量：尿毒症透析病人应摄入高热量和高碳水化合物的食物，推荐每天每千克体重摄入热量 30~35 千卡。碳水化合物以多糖类食物为主，如大米、面食，土豆、红薯等。

◗ 维持水平衡，限制食盐摄入量：可根据体重判断水分摄入情况，两次透析间期体重增加＜干体重的 5.0%。每天吃盐量不超过 5 克。

◗ 限钾、限磷：病人少尿或无尿时应限钾，钾摄入量每天不超过 2000 毫克，控制高钾饮食。每天尿量大于 1500 毫升时，不必限钾。磷的摄入量每天不超过 1000 毫克，尽量选择低磷食物。

◗ 钙和维生素：应在严密监测血清钙、磷水平的前提下，补充足够的钙剂和维生素 D，此外还要注意补充叶酸和其他 B 族维生素。

◗ 补充营养：对于少数消化道症状严重而不能有效进食的病人，可口服或管饲补充肠内营养制剂。具体用量需要咨询专业的医生或营养师。

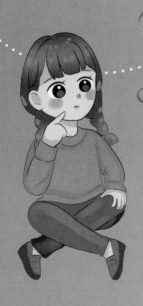

Part 13

血液系统常见
疾病的营养康复

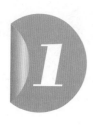

血液系统的主要成员

血液是我们人体的重要组成部分，主要包含四种成分：血浆、红细胞、白细胞、血小板。其中血浆约占血液的 55%，是水、血浆蛋白、无机盐、糖、脂肪等的混合物，也包含了许多止血必需的血凝块形成的化学物质。红细胞、白细胞和血小板组成血液的另外 45%。这四种成分中的任何一种出现问题，都会引发血液系统疾病。

血浆

血浆的主要作用是运载血细胞，运输维持人体生命活动所需的物质和体内产生的废物等。血浆的组成比较复杂，包括水、血浆蛋白、无机盐、糖、脂肪等。血浆蛋白是血液中最重要的基质蛋白。

血浆中绝大部分是水，这也是血液可以流动的原因，它的主要功能是运载血细胞、营养物质和废物等。血浆蛋白是血浆溶质的主要成分，它由清蛋白、免疫球蛋白、补体、凝血因子、抗毒素等多种物质组成，主要功能是运输营养和代谢产物，参与体内物质代谢。血液中的无机盐大多以离子形式存在，主要有钾离子、钠离子、氯离子、钙离子以及氢离子、碳酸氢根离子等，这些离子在维持血浆晶体渗透压等方面发挥着重要的作用。

红细胞——氧气搬运工

红细胞和世间万物一样，也有生老病死。它由我们体内的骨髓产生，要经历原红细胞、早幼红细胞、中幼红细胞、晚幼红细胞等各个阶段，最后才成长为成熟的红细胞。红细胞平均寿命为120天左右。红细胞的主要功能是将氧气带到全身各组织，同时再将组织中产生的二氧化碳运送到肺，进而呼出体外。

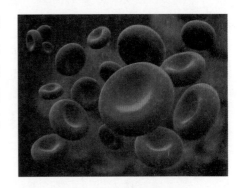

白细胞——机体防御的主力军

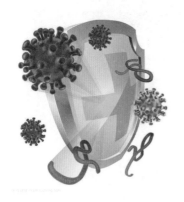

白细胞是我们机体防御的主力军，主要包括粒细胞、单核细胞、淋巴细胞三大类。

粒细胞家族

粒细胞这个家庭主要由三名成员组成，它们分别是中性粒细胞、嗜酸性粒细胞、嗜碱性粒细胞。粒细胞的功能主要是杀菌，当外界的病原微生物，如细菌、病毒进入我们身体后，中性粒细胞便可以通过吞噬作用将这些"坏家伙"吃掉。

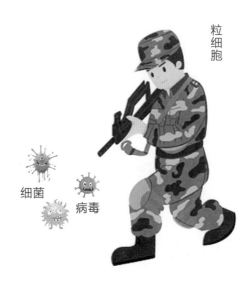

粒细胞

细菌

病毒

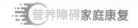

单核细胞家族

单核细胞同样是由骨髓产生的，单核细胞与粒细胞的功能不同，如果把粒细胞比作"军队"的话，那么单核细胞就好比"警察"，它主要负责维护内部环境的稳定，比如组织的修复、更新，防止微生物、寄生虫的侵袭，防止体内肿瘤的发生、发展和转移等。

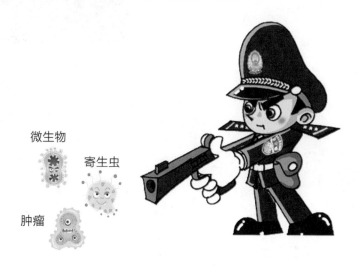

微生物

寄生虫

肿瘤

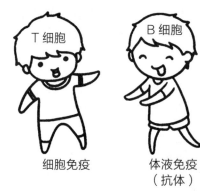

T 细胞

B 细胞

细胞免疫

体液免疫
（抗体）

淋巴细胞家族

淋巴细胞家族主要有两大成员，T淋巴细胞和B淋巴细胞。T淋巴细胞主要参与细胞免疫，如排斥异体移植物、抗肿瘤等；而B淋巴细胞受抗原刺激后增殖分化为浆细胞，产生抗体，参与体液免疫。

血小板——血管健康"双刃剑"

血小板的一生

血小板和其他大多数细胞一样，也是由骨髓产生的。经历原巨核细胞、幼巨核细胞、颗粒型巨核细胞等阶段，最后才成长为成熟的血小板。成熟血小板的存活期约 8~12 天左右。

血小板的功能

之所以说血小板是血管健康的"双刃剑"，原因就是一方面当血管某处破损出血时，血小板可在此处聚集形成血栓达到止血的目的，促进血管修复；另一方面当血管出现严重狭窄，在某些病理机制下，血小板会聚集形成栓子造成栓塞，如脑梗死、心肌梗死等。

关于缺铁性贫血，你知道多少

什么是缺铁性贫血

大家好！我叫缺铁性贫血，小名是"小细胞低色素性贫血"，是由于各种原因导致体内总的铁含量缺乏，以致正常红细胞生成的原材料不足时所引起的贫血。那么什么情况下才会出现缺铁性贫血呢？

食物铁摄入绝对或相对不足

这种情况常见于一些特殊人群，如婴幼儿、青少年、育龄女性、偏远山区的人等，还有挑食、偏食以及有宗教相关饮食习惯的人群。

体内铁吸收和利用障碍

比如某些食物中的多酚类物质（茶、咖啡、某些蔬菜水果等）、植酸（谷糠等）、膳食纤维（蔬果、粗粮等），以及蛋黄中的卵黄磷高蛋白等，都会导致人体对铁的吸收率下降。

铁丢失过多

某些人群的特殊时期也会导致铁丢失过多，如月经过多、时间过长的育龄期妇女；患有痔疮、胃十二指肠溃疡、胃肠道肿瘤、寄生虫感染等慢性胃肠道疾病以及慢性消耗性疾病的人群等。

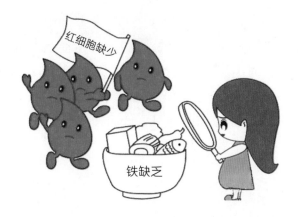

您有缺铁性贫血吗

可能有的朋友会问，怎样才能知道自己是否有缺铁性贫血呢，其实是有一些信号的。

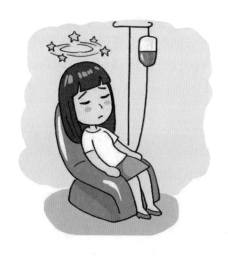

贫血症状

如果出现困倦、乏力、气短、心悸、头晕、头痛、食欲不振、恶心、腹胀、便秘或腹泻、多尿、少量蛋白尿，肝脾大等情况，就要当心了，要及时到医院检查。

贫血体征

除了上述症状以外，我们的身体也会发出其他一些"信号"，如异食癖（喜食泥土、煤球、石灰、生米等），口角发炎，皮肤干燥、毛发干枯、无光泽、易脱落，指甲脆薄等。

实验室检查

想要确诊缺铁性贫血，就必须去医院做抽血化验。血常规检查结果显示男性血红蛋白（Hb）< 120 克 / 升，女性 Hb < 110 克 / 升，孕妇 Hb < 100 克 / 升即可确诊。

缺铁性贫血病人的饮食调养

缺铁性贫血病人宜进食富有营养且细软易消化的食物，同时还应多吃含铁丰富的食物，如红肉、鱼肉、禽肉、动物血等；蔬菜中的柿子椒、木耳、香菇、海带、紫菜等均是富铁食物。

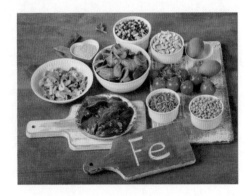

同时注意铁强化食品的补充，如铁强化酱油、面包等。婴儿人工喂养时应用强化铁奶粉，婴幼儿 6 月龄添加辅食时应用铁强化米粉等。

3 关于再生障碍性贫血，你知道多少

什么是再生障碍性贫血

再生障碍性贫血，简称"再障"，它是一组多病因所致的骨髓造血功能障碍，以全血细胞减少为主要临床表现的综合征。再生障碍性贫血分为急性再生障碍性贫血和慢性再生障碍性贫血。

急性再生障碍性贫血起病急，进展迅速，常以出血、感染和发热为首发症状。病人可出现面色苍白，极度乏力，四肢远端如手指、脚趾苍

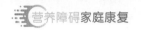

白的贫血症状。

慢性再生障碍性贫血相较于急性再生障碍性贫血，起病和病程就比较缓慢了，病人可有脸色发白或发黄、乏力、食欲减退等症状，但多可耐受，不影响生活。

再生障碍性贫血病人的饮食调养

▶ 注意饮食卫生：切忌在外购买不卫生熟食，瓜果宜洗净削皮后食用。

▶ 饮食宜清淡易消化：少油少盐，免油煎、炸，勿食辛辣刺激性食物。

▶ 保证优质蛋白质、维生素的摄入：注意选择适当的肉、蛋、奶、豆类等富含优质蛋白质的食物，以及富含叶酸、维生素 B_{12}、维生素 B_6、维生素 C、维生素 K 的蔬菜水果等。

4 关于巨幼细胞性贫血，你不能不知道的那点儿事

什么是巨幼细胞性贫血，你来问，我来答

Q：好郁闷，医生说我得了巨幼细胞性贫血，你能不能给我解释一下什么是巨幼细胞性贫血？

A：当然可以，巨幼细胞性贫血就是我们俗称的"大细胞性贫血"，它是由于我们体内缺乏叶酸和 / 或维生素 B_{12} 所引起的。

Q：我生活在山村，平时吃的比较差，是否和这个因素有关呢？

A：你说的没错，摄入食物营养不足确实是巨幼细胞性贫血的诱因之一。

Q：怎样判断自己是否得了巨幼细胞性贫血呢？

A：巨幼细胞性贫血是贫血的一种类型，所以贫血所有的头晕、乏力、活动后心悸气短等症状，它都可能出现。部分病人还会出现精神症状，如健忘、易怒、反应迟钝、手脚麻木、感觉障碍等。出现以上不适，应及时就医，完善相关检查，确诊的事情就交给医生吧！

如何摆脱巨幼细胞性贫血的纠缠

补充缺乏的营养素

补充叶酸片：每次 5~10 毫克，每天 2~3 次，用至贫血症状完全消失。如果病人合并维生素 B_{12} 缺乏，则需同时补充维生素 B_{12}。

纠正偏食及不良的烹调习惯

对于婴幼儿应及时添加辅食，青少年及妊娠妇女多补充新鲜蔬菜，亦可口服小剂量叶酸或维生素 B_{12}。应用干扰核苷酸合成药物治疗的病人，应同时补充叶酸和维生素 B_{12}。

巨幼细胞性贫血病人推荐食谱

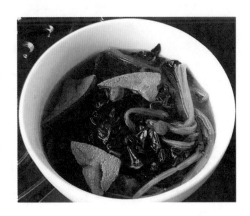

◗ 参枣汤：党参 15 克，大枣 20 颗，加水 800 毫升，文火煮沸 40 分钟，去渣留枣，每天分 2 次服用。

◗ 菠菜猪肝汤：菠菜 150 克，猪肝 50 克，食盐适量。将菠菜洗净，猪肝切片，放入沸水中煮沸数分钟，加入食盐调味即可，每天分 2 次服用。

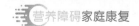
5 令人心惊胆战的血小板减少性紫癜

我和血小板减少性紫癜的悄悄话

你就是那个"人见人愁，鬼见鬼怕，看一眼，整夜失眠"的血小板减少性紫癜？是啊，你也知道我呀！我们血小板减少性紫癜分为特发性血小板减少性紫癜、继发性血小板减少性紫癜和血栓性血小板减少性紫癜，是以皮下、黏膜、内脏出血及外周血血小板减少为主要表现的常见出血性疾病。

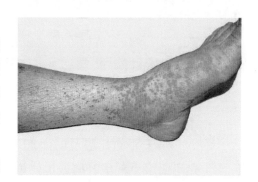

如何预防血小板减少性紫癜

远离有毒素物质

做好血小板减少性紫癜的预防工作需要大家避免毒物或放射性物质的损害，接触损害造血系统毒物或放射性物质时，应加强各种防护措施，更要尽可能减少放射诊断治疗次数，避免过多照射发生，并定期进行血象检查。

合理用药

使用药物不合理是导致血小板减少性紫癜的最常见因素，大家也需要严格掌握对造血系统有损害的药物的应用指征，防止滥用对造血系统有损害的药物，同时在使用过程要定期观察血象。

防治病毒感染

由于病毒感染与血小板减少性紫癜的发病密切关系，其中最常见的是肝炎病毒感染；所以除了做好预防接种工作以外，用药人群也要注意加强体育锻炼、注意饮食卫生、保持心情舒畅以及劳逸结合，从而增强机体抵抗力以防治病毒感染。

适当运动

积极参加体育活动让自身抵抗力更好、更强，避免自身健康被血小板减少性紫癜伤害才是最主要的，同时还要提醒大家要预防呼吸道感染、麻疹、水痘、风疹及肝炎等疾病，否则就会非常容易诱发此病。

血小板减少性紫癜病人的饮食调养

血小板减少性紫癜病人的日常饮食也是非常有讲究的。首先，饮食宜细软易消化，可给予流质、半流质、软食，宜凉不宜热，忌吃辛辣刺激性食物。可适当增加肉、蛋、禽等优质蛋白质类食物。发热者，可给予蔬菜、水果、绿豆汤、莲子羹，但不宜吃鱼、虾、蟹、牛羊肉等发物。

血小板减少性紫癜病人推荐食谱：

▶ 大枣粥：大枣 15 克，粳米 100 克，共煮粥，早晚服用。

▶ 赤小豆花生汤：赤小豆 50 克，带衣花生仁 30 克，冰糖 20 克，加水适量，熬制熟烂，吃渣喝汤。

关于中性粒细胞减少症的那点儿事

什么是中性粒细胞减少症

中性粒细胞减少症，简单来说就是外周血中性粒细胞绝对值计数明显减少，<10 岁的儿童低于 1.5×10^9/L，10~14 岁儿童低于 1.8×10^9/L，成人低于 2.0×10^9/L。当粒细胞严重减少，低于 0.5×10^9/L 时，称粒细胞缺乏症。

中性粒细胞减少症的预防和饮食调养

疾病预防

注意个人及环境卫生，勤洗手，勤通风，注意保暖，预防感冒，加强身体锻炼；不要滥用药物，建议在医生指导下用药；长期接触放射性物质及化学物质的人员，应做好防护工作，并定期检查血象。

饮食调养

中性粒细胞减少症病人的饮食宜清淡而富于营养，忌偏食，忌烟、酒、辛辣刺激性及生冷硬性食物。急性粒细胞缺乏的感染期，慎食温补食物，如羊肉、虾、蟹等发物，慢性白细胞减少期应进食补益脾、肾、血、气的食物，如大枣、黑木耳、枸杞、瘦猪肉、黄芪、陈皮、麦门冬、女贞子等。

◗ 红枣木耳粥：红枣 20 克，黑木耳 30 克，粳米 100 克，枸杞子 10 克，纯净水适量。红枣洗净后去核切丁，加白糖浸 20 分钟；黑木耳水发后切成小块，与粳米同煮成粥；调入枣丁、枸杞再煮 20 分钟后，作为早晚餐或加餐食用。

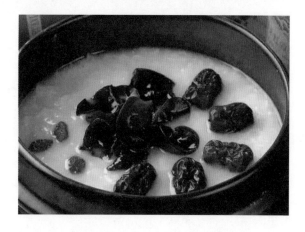

◗ 枸杞羊骨粥：枸杞子 50 克，羊骨 250 克，黑豆 30 克，大枣 10 颗，粳米 100 克。将羊骨砸碎，与枸杞、黑豆、大枣、粳米同入砂锅内加水煮粥，隔日一次，可长期食用。

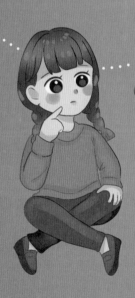

Part 14

糖尿病的营养康复

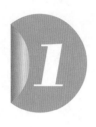

认识糖尿病

正确认识糖尿病

糖尿病的典型症状是"三多一少"，就是喝水多、尿的多、吃的多、体重减少。长期高血糖可导致眼、肾脏、心脏、血管等多种器官的慢性损害。

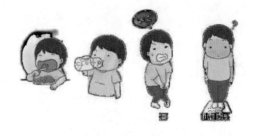

判断病人是否得了糖尿病，就要看他有无糖尿病症状，如"三多一少"，同时空腹血糖≥7.0mmol/L，或任意时间血浆葡萄糖≥11.1mmol/L，或OGTT 2小时血糖≥11.1mmol/L，就可以诊断为糖尿病。

世界卫生组织（WHO）把糖尿病分为1型糖尿病、2型糖尿病、妊娠糖尿病、其他特殊类型的糖尿病四大类。我国以2型糖尿病最为多见。

哪些人容易得糖尿病

▶ 年龄≥40岁，年龄每增加10岁，糖尿病的患病率增加68%。

▶ 有糖尿病家族史，或既往有血糖值异常的情况，主要包括空腹血糖受损和糖耐量降低。

▶ 超重（BMI≥24kg/m^2）或肥胖（BMI≥28kg/m^2），

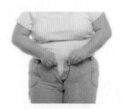

以及中心型肥胖（男性腰围 ≥ 90 厘米，女性腰围 ≥ 85 厘米）人群。

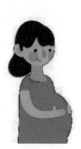

 平时不爱运动，长期静坐的人群。

 有巨大儿（婴儿出生体重 ≥ 4 千克）生产史，或妊娠糖尿病史的妇女。

 有高血压病、血脂异常或多囊卵巢综合征病史。

 长期接受抗精神病药物和抗抑郁症药物治疗的人群。

你知道糖尿病的危害吗

糖尿病的最大危害是各种并发症，分为急性并发症和慢性并发症。

急性并发症包括糖尿病酮症酸中毒、高血糖高渗综合征和低血糖症。慢性并发症包括糖尿病性心脏病、糖尿病性肢端坏疽、糖尿病性脑血管病、糖尿病性肾病、糖尿病性视网膜病变及神经病变等。糖尿病性视网膜病变已成为四大主要致盲疾病之一，糖尿病性坏疽和截肢者比一般人多 20 倍，糖尿病者比非糖尿病者心血管疾病发病率与病死率高 2~3 倍；糖尿病导致的肾衰竭比肾病多 17 倍。

饮食与糖尿病

饮食侦探——哪些食物是升糖高手

如果想知道哪些食物是升糖高手，首先要了解一下什么是"血糖生成指数（GI）"和"血糖负荷（GL）"。糖尿病病人注意选择低 GI 的

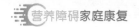

食物，同时还要参考 GL，选择低 GL 的食物。

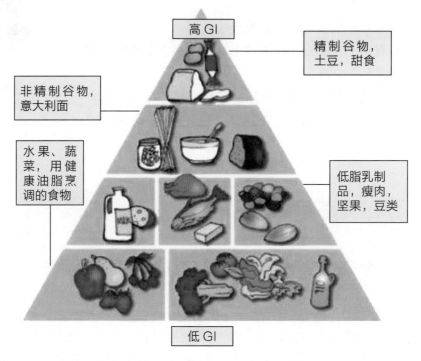

GI 其实就是某种食物的升血糖能力。具体是指进食某种食物（含 50 克碳水化合物）后，血糖的增幅与进食 50 克葡萄糖后的增幅的比较值。通常定义 GI ≤ 55 为低 GI 食物，GI 在 55~70 为中 GI 食物，GI ≥ 70 为高 GI 食物。

$$GL = \frac{食物\,GI \times 食物中碳水化合物的含量（g）}{100\%}$$

GL 是指 100 克食物中可利用碳水化合物（克）与 GI 的乘积。GL ≥ 20 为高 GL 食物，GL 在 10~20 为中 GL 食物，GL ≤ 10 为低 GL 食物。

下面我们来看一下常见食物的 GI 和 GL 值吧。

表14-2-1 常见食物 GI 分类

食物分类		食物名称	GI分类	食物分类	食品名称	GI分类
谷类及其制品	整粒粮	小麦、大麦、黑麦、荞麦、黑米、燕麦、青稞、玉米	低	薯类、淀粉及其制品	山药、雪魔芋、芋头（蒸）、山芋、土豆粉条、藕粉、苕粉、豌豆粉丝	低
		玉米	低		土豆（煮、蒸、烤）、土豆片（油炸）	中
	谷麸	稻麸、燕麦麸、青稞麸	低		土豆泥、红薯（煮）	高
	米饭	糙米饭	中	豆类及其制品	黄豆、黑豆、青豆、绿豆、蚕豆、鹰嘴豆、芸豆	低
		大米饭、糯米饭、速食米饭	高		豆腐、豆腐干	低
	粥	玉米粒粥、燕麦片粥	低	蔬菜	芦笋、菜花、西兰花、芹菜、黄瓜、茄子、莴笋、生菜、青椒、西红柿、菠菜	低
		小米粥	中		甜菜	中
		即食大米粥	高		南瓜	高
方便食品	馒头	白面馒头	高	水果及其制品	苹果、梨、桃、李子、樱桃、葡萄、猕猴桃、柑橘、芒果、芭蕉、香蕉、草莓、葡萄干	低
	面（粉）条	强化蛋白面条、加鸡蛋面条、硬质小麦面条、通心面、意大利面	低		菠萝、哈密瓜、水果罐头、葡萄干	中
		全麦面、黄豆挂面、荞麦面条、玉米面粗粉	中		西瓜	高
	饼	玉米饼、薄煎饼	低	乳及乳制品	牛奶、奶粉、酸奶、酸乳酪	低
		印度卷饼、比萨饼（含乳酪）	中	坚果、种子	花生	低
		烙饼、米饼	高		腰果	中
	面包	黑麦粒面包、大麦粒和小麦粒面包	低	糖果类	巧克力、乳糖	低
		全麦面包、大麦面包、燕麦面包、	中		葡萄糖、麦芽糖、白糖、蜂蜜、胶质软糖	高
		白面包	高			
	饼干	燕麦粗粉饼干、牛奶香脆饼干	低			
		小麦饼干、油酥脆饼干	中			
		苏打饼干、华夫饼干、膨化薄饼干	高			

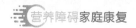

表 14-2-2　常见食物 GL 值（每 100 克）

食物名称	GL	食物名称	GL	食物名称	GL	食物名称	GL
糯米饭	17.8	油条	9.4	四季豆	3.3	苹果	4.4
荞麦面包	16.4	玉米面粥	9.4	米线	3.2	橙子	4.4
大米饭	16.2	荞麦（黄）	9.0	马铃薯粉条	2.7	葡萄	4.3
烙饼	14.7	粟米（煮）	7.5	蚕豆（五香）	2.5	草莓	4.3
苏打饼干	13.7	方便面	7.2	豆腐干	1.3	芒果	3.9
白馒头	13.3	苕粉	7.1	洋葱	1.2	梨子	3.7
小米（煮）	13.3	藕粉	6.9	豆腐（冻）	0.8	桃子	3.1
全麦面包	12.1	南瓜	5.9	花生	0.4	脱脂牛奶	2.6
小麦面条	11.8	胡萝卜	5.5	履果	0.4	柚子	2.3
冰激凌	11.1	绿豆挂面	5	西瓜	9.9	酸奶（原味）	2.3
马铃薯(煮)	11.0	莲子	5	香蕉（熟）	8.1	樱桃	2.2
栗子	10.7	芋头（蒸）	5	菠萝	6.3	李子	1.9
黄豆挂面	9.8	山药	4.4	猕猴桃	6.2	全脂牛奶	1.5
寿司	9.6	绿豆	3.8	豆奶	4.9		

甜蜜的陷阱——糖尿病病人常见的饮食误区

不吃饭，血糖就能控制好

这种说法是错误的。糖尿病饮食控制不等于忍饥挨饿。如果病人吃得太少（每天主食低于 150 克），很容易出现低血糖，容易引起血糖反跳性升高，导致血糖波动。少吃饭除了会导致热量摄入不足，还会造成饥饿性酮症、营养不良及免疫力下降。

一般情况下，糖尿病病人每顿主食不能低于 50 克（一两）。

只要不吃糖，血糖就能控制好

很多糖尿病病人认为只要不吃糖，其他食物可以随便吃，这种想法是错误的。

高脂肪饮食和高蛋白质饮食同样可以升高血糖，高脂肪饮食还会引发肥胖、高血压等疾病，高蛋白质饮食会加重肾脏负担，尤其是有蛋白尿的病人更不建议高蛋白质饮食。

多吃粗粮可以降血糖

这种说法是错误的。粗粮和细粮的碳水化合物的含量相差无几。二者的区别在于粗粮（玉米、小米等）富含膳食纤维，能延缓肠道对葡萄糖的吸收，从而达到稳定血糖的效果，但粗粮吃得太多，一样会升高血糖；另外粗粮吃得太多，还可能会增加胃肠道负担，影响其他营养物质的吸收。因此，糖尿病病人应粗细搭配，合理膳食。

血糖高了加药就行了

这种观点是不对的。事实上，无论是哪种类型的糖尿病，不管病情轻重如何，也不管病人是否已经接受药物治疗，都不能放松饮食控制。因为，饮食治疗是糖尿病治疗的基础。只有在饮食控制的基础上辅以药物治疗，才能取得理想的降糖效果。另外，加大药量，药效未必相应增加，反而会增加其对肝肾的毒副作用。

糖尿病病人不能吃水果

大部分糖友们认为水果中含有大量的糖分，所以不敢吃水果。实际上，糖尿病病人在血糖得到良好控制后可以选择性吃水果。但要注意以下原则。

◗ 有些水果如葡萄、香蕉的单糖含量高，应尽量少吃。

◗ 在血糖控制不好时，建议不吃水果；血糖控制的标准是随机血糖在 7.8mmol/L 以下，餐后 2 小时血糖在 10mmol/L 以下，糖化血红蛋白在 7.5% 以下，长时间稳定后，我们才能吃水果。

◗ 可以适当进食低 GI、低 GL 的水果，在两餐之间吃，如苹果、梨、柚子等。

◗ 将水果所含的热量计入全天总热量之内，并从主食中扣除这部分热量，如吃 200 克橘子或苹果就要少吃 25 克主食。

糖尿病的家庭营养康复

糖尿病病人三餐到底怎么吃

食物交换份法

食物交换份是一种简单、易接受、易操作且有利于糖友血糖控制的方法。

这种方法是将食物按照来源、性质分类，同类食物在一定重量内所含的蛋白质、脂肪、碳水化合物和能量相近，不同类食物间所提供的能量也是相同的。食物交换份的使用应在同类食物间进行，以可提供能量为 90 千卡作为一个交换单位。

糖友们饮食的总原则是控制总能量的摄入。如何知道自己每天应该摄入多少能量呢？就要学会根据标准体重和劳动强度计算每日能量供给量，具体步骤如下。

第一步：计算每日能量供给量

表 14-3-1　每日能量供给量 [kJ/kg(kcal/kg)]

劳动强度	体重过低	正常体重	超重 / 肥胖
重体力活动（如搬运工）	188~209（45~50）	167（40）	146（35）
中体力活动（如电工安装）	167（40）	125~146（30~35）	125（30）
轻体力活动（如坐式工作）	146（35）	104~125（25~30）	84~104（20~25）
休息状态（如卧床）	104~125（25~30）	84~104（20~25）	62~84（15~20）

注：1. 标准体重：（男）标准体重 =[身高（cm）-100]×0.9；（女）标准体重 =[身高（cm）-100×0.9-2.5]；2.BMI ≤ 18.5 为体重过低，BMI 在 18.5~24.0 为正常体重，BMI 在 24~28 为超重，BMI ≥ 28.0 为肥胖

📋 举例

> 　　老王，男，今年65岁，退休教师，身高1.68m，体重70千克，他每天应该摄入多少能量呢？
>
> 　　▶ 计算标准体重：标准体重 =（168-100）× 0.9=61.2 千克
>
> 　　▶ 体型判断：体质指数（BMI）= $70/1.68^2$=24.8kg/m²
>
> 　　老王的标准体重为 61.2 千克，体型为超重，因老王的劳动强度属于轻体力活动，通过查询表 14-3-1，可知他每日能量供给系数值为 20~25kcal/kg。
>
> 　　▶ 计算每日总能量 = 每日能量供给系数值 × 标准体重 =（20~25）× 61.2=1224~1530 千卡
>
> 　　通过上述步骤我们就计算出了老王每天应该摄入的总能量。学会的糖友们也赶紧计算一下自己的能量需求吧。

　　第二步：根据每日总能量计算需要的交换份数。总能量除以 90 即为所需食物的总交换份数。

　　上述示例中老王的食物交换份数 =（1224~1530）/90=13.6~17 份，实际值取整数均可。再参考食物交换份表分配食物，将各类食物合理地分配到各餐次。

手掌法则

　　①碳水化合物：糖友们每餐吃一个拳头大小的主食类，如馒头、花卷、米饭等。

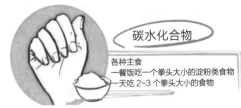

碳水化合物

各种主食
一餐饭吃一个拳头大小的淀粉类食物
一天吃 2~3 个拳头大小的食物

　　②蛋白质：每天吃 1~2 个掌心大小，小指厚度的蛋白质类食物，约 50~100 克。

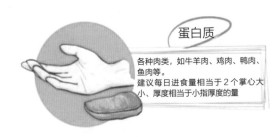

蛋白质

各种肉类，如牛羊肉、鸡肉、鸭肉、鱼肉等。
建议每日进食量相当于 2 个掌心大小、厚度相当于小指厚度的量

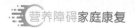

表14-3-2 常见糖尿病膳食推荐食物交换份分配表及营养素含量

能量 kcal	交换份数	食物种类和重量（克）								三大营养素（克）		
		谷类	鱼禽虾肉	蛋类	豆制品	蔬菜	水果	奶	植物油	蛋白质	脂肪	碳水化合物
1100	12	125	50	50	25	500	200	250	10	51.3	28.8	152
1200	13	140	50	50	25	500	200	250	15	52.5	33.8	164
1300	14.5	150	75	50	25	500	200	250	15	57.3	39	172
1400	15.5	175	75	50	25	500	200	250	20	59.2	47	192
1500	16.5	200	75	50	25	500	200	250	20	61.2	47.2	212
1600	17.5	200	90	50	25	500	200	250	25	63.9	54	212
1700	19	225	90	50	25	500	200	250	25	65.9	54.2	232
1800	20	250	100	50	25	500	200	250	25	69.7	55.4	252
1900	21	275	100	50	25	500	200	250	25	71.7	55.6	272
2000	22	300	100	50	25	500	200	250	30	73.7	60.8	292

③绿叶蔬菜：每天吃一捧绿叶蔬菜，约为两只手能捧起来的绿叶蔬菜量，大概 500 克左右。

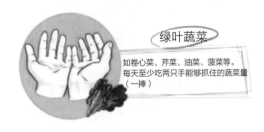

绿叶蔬菜

如卷心菜、芹菜、油菜、菠菜等。每天至少吃两只手能够抓住的蔬菜量（一捧）

④脂肪：糖尿病病人需要限制脂肪的摄入，每天仅摄取拇指尖大小的脂肪即可。

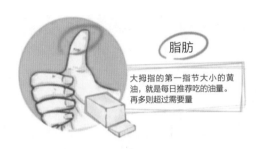

脂肪

大拇指的第一指节大小的黄油，就是每日推荐吃的油量。再多则超过需要量

⑤水果：一天吃一个拳头大小的水果就够了，相当于 200 克左右的水果。

"十个网球""四个一"原则

"十个网球"

不超过"一个网球大小的肉类"

相当于"两个网球大小的主食"

要保证"三个网球大小的水果"

不少于"四个网球大小的蔬菜"

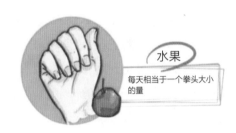

水果

每天相当于一个拳头大小的量

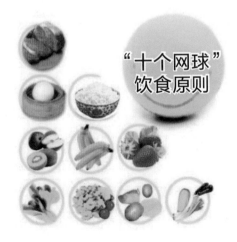

"十个网球"
饮食原则

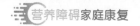

"四个一"

一个鸡蛋（蛋黄也应该吃掉）

一斤牛奶或酸奶

一小把坚果或干果

一副扑克牌大小的豆腐

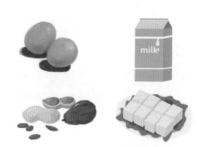

糖尿病低血糖是怎么一回事

糖尿病是一种以高血糖为特征的综合征，但低血糖是其比较常见的不良反应，也是常见的急症之一。

低血糖的临床表现受血糖下降的程度、低血糖发生的速度、发作的频率、病人的年龄、有无合并自主神经病变和有无联合应用某些药物（如β受体阻滞剂）等多种因素的影响。

低血糖一般表现为出汗、心悸、饥饿、焦虑、紧张、面色苍白、肢体震颤和血压轻度升高等。血糖下降速度越快，这些症状越明显。严重的低血糖会引起精神症状，最初为注意力不集中，反应迟钝和思维混乱。继而可表现为视物模糊、复视、听力减退、嗜睡、意识模糊、行为怪异、运动失调、语言含糊、头痛等，一些病人可表现为抽搐或癫痫样发作或肢体偏瘫等不典型症状，最后严重时可出现昏迷和呼吸循环衰竭等。

因此糖友们应定期监测血糖，预防低血糖的发生。如果不慎发生了低血糖，需要补充葡萄糖或含糖食物，严重的低血糖应及时送医治疗。

糖尿病病人要适度运动

糖友们应该增加日常运动，减少坐姿时间。建议在餐后1小时开始运动，以快走、打太极拳、打羽毛球等有氧运动为主，每周最好进行2~3次抗阻运动；每周的运动时间应保证在150分钟左右；运动要循序渐进，不宜勉强，运动前先做热身运动，运动后缓慢停止。运动时若出现心慌、出汗、饥饿的症状，应立即停止，并补充能量。

有氧运动

（1）原地快走：一般的病人只需原地小步快走，而对于病情较重者则需步速稍慢。注意快走时上肢保持正直，手脚协调配合。饭后原地快走能更好地降低餐后血糖水平。

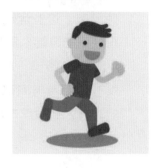

（2）跳绳：跳绳容易上手且冲击力低，对环境要求比较低，

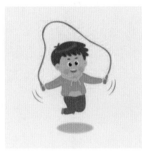

并且跳绳的运动量相当大，糖尿病病人应保证每日早晚各跳绳 10 分钟。跳绳不仅可以预防糖尿病，也可以帮助糖尿病病人缓解病情。

（3）踢毽子：踢毽子对糖尿病病人有特别的作用。经常踢毽子，可发挥一定的调节血糖的作用，还能有效改善神经末梢的循环障碍，同时还可以减少周围神经病变和下肢血管病变发病的风险。注意踢毽子应该尽量在饭后半个小时之后开始。

（4）健身操/瑜伽/太极拳：这类运动涉及全身各主要关节和肌肉群，增强多个肌肉群的力量，同时提高柔韧性和移动性，增进关节的灵活性，有助于提高心肺功能、消化功能。对于有神经病变的糖尿病病人改善身体的平衡性和稳定性起到了至关重要的作用。运动节奏以慢速或中速为宜，坚持锻炼还能疏通经络，调和气血，改善微循环障碍，降血糖，是一类很好的运动方式。

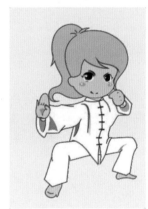

抗阻运动

抗阻运动是防止肌肉质量及肌力下降的有效运动方式，在减少胰岛素抵抗、降血糖以及脂代谢方面有积极作用。有视网膜病变的病人，应避免低头、憋气等能使眼压升高的动作。

◗ 深蹲/俯卧撑/仰卧起坐等：深蹲是锻炼大腿肌肉的关键动作；俯卧撑主要锻炼上肢、腰部及腹部的肌肉，尤其是胸肌；仰卧起坐可有效锻炼人体的全

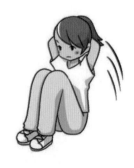

身肌肉。这些运动可以在任何时间、任何地点开展，从而降低人们罹患糖尿病的风险。对糖尿病病人也同样有效。

▶ 哑铃操：准备哑铃或装满水的矿泉水瓶，每 12~15 个为 1 组，每次 3 组，每组间可休息 30 秒 ~1 分钟。运动时不宜空腹，可于饭后 1 小时进行。动作尽可能标准，四肢舒展，避免运动损伤。

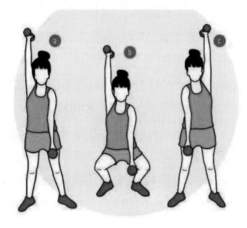

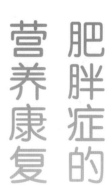

Part 15

肥胖症的营养康复

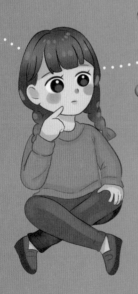

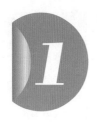

认识肥胖

什么是肥胖

肥胖是体内脂肪积聚过多而呈现的一种状态。肥胖按病因分为：①原发性肥胖：又称单纯性肥胖；②继发性肥胖。我们一般所指的肥胖为单纯性肥胖。

怎么判定一个人是不是肥胖？我们常用的标准体重法、腰围、腰臀比、体重指数等方法都有一定的局限性，目前身体成分法是判定肥胖的比较科学的标准。

标准体重法

标准体重法(千克)= 身高(厘米)-105。低于标准体重20% 者为消瘦，超过标准体重 20% 者为肥胖。但这种方法则较为粗略，不适用于儿童、老年人和身材过于矮小者。

腰围（WC）和 腰臀比（WHR）

早晨未进食，站立体位下，肋骨下缘和髂嵴连线中点绕腹部一圈为腰围，自股骨大粗隆绕臀部一圈为臀围。男性腰围（WC）>90 厘米，女性腰围 >80 厘米为肥胖。

腰臀比 (WHR)= 腰围值 ÷ 臀周值，判断标准为男性 >0.9，女性 >0.8 为肥胖。

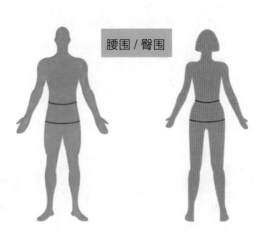

腰围 / 臀围

体重指数（BMI）

$$BMI = \frac{体重（千克）}{身高^2（米^2）}$$

BMI 分类	WHO 标准	中国标准
体重过低	<18.5	<18.5
正常范围	18.5~24.9	18.5~23.9
超重	≥ 25	≥ 24
肥胖	≥ 30	≥ 28

举例

　　一个体重 70 千克，身高 1.65 米的成年男子，其 BMI=70÷（1.65）^{2}=25.7（kg/m^2）。体重指数法容易忽视肌肉减少型的肥胖，并把肌肉增加型的正常人误判为超重或肥胖。

身体成分法

　　通过身体成分的测定可较准确地反映人体肌肉、脂肪及骨骼的质量，其中体脂肪测定法（人体脂肪与体重之百分比），是判断一个人真正的肥胖程度的金标准。

　　体脂肪测定法中的水下称重法往往用于科学研究，双能量 X 线吸收法和计算机断层扫描只能在医院进行，需要专业人员操作，费用较高。目前普及使用的是生物电阻抗法，也就是用人体成分仪测定体脂肪。

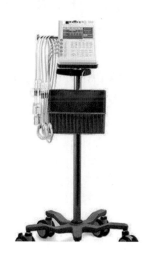

哪些人群容易肥胖

　　◗ 原发疾病：如糖尿病、多囊卵巢综合征、甲减等疾病，易合并肥胖。

　　◗ 父母一方或双方肥胖者（BMI ≥ 28），母亲妊娠期糖尿病或孕期体重增长过多。

🌙 本人出生体重 ≥ 4000 克或 ≤ 2500 克者，或有宫内发育迟缓经历。

🌙 婴儿期人工喂养和过早添加固体辅食。

🌙 生活习惯：工作、生活不规律，暴饮暴食，不坚持运动，喜食甜食、高热量等食物。

肥胖的危害是什么

肥胖的危害很大，肥胖程度与病死率密切相关，随着肥胖程度的上升，死亡率也大幅度上升。当体重指数（BMI）>35 时，病死率就比普通人增加了 30%~40%。

肥胖人群发生高血压的概率比普通人多 50%，肥胖容易继发高血压或冠心病，且直接影响心脏的收缩功能，导致心衰。

肥胖病人的脑血管病发生率增加，特别是缺血性脑梗死非常高发。

肥胖人群糖尿病发病率比普通人高 4 倍。

另外，肥胖容易诱发高血脂和脂肪肝；肥胖人群容易出现睡眠呼吸暂停，部分病人出现心源性猝死；女性的卵巢癌、子宫内膜癌、膀胱癌和乳腺癌，男性的前列腺癌都和肥胖相关；肥胖还会导致骨关节病的发病率大幅上升。

肥胖症该怎么治

什么人可以减肥

肥胖的人都应该减肥。但是身体有重大疾病或者有心脏病，或容易发生低血糖的人应该在医疗机构及专业医务人员和营养师的指导下进行减肥。

符合适应证的情况下选择手术减肥也是不错的选择。现在主要的手术减肥方式有缩胃术和胃旁路术。手术减肥不是每个人都能做，有一定的适应证。

◗ 年龄 16~65 岁之间。

◗ BMI ≥ 37.5，建议手术；BMI 32.5~37.5，推荐手术；BMI 27.5~32.5，经改变生活方式和内科治疗难以控制，且至少符合 2 项代谢综合征组分，或存在合并症，综合评估后可考虑手术。

◗ 2 型糖尿病病人仍存有一定的胰岛素分泌功能，BMI ≥ 32.5，建议手术；BMI 27.5~32.5，推荐手术；BMI 25~27.5，经改变生活方式和药物治疗难以控制血糖，且至少符合 2 项代谢综合征组分，或存在合并症，慎重开展手术。

减肥手术完成后，病人还需要保持非常良好的生活习惯才能保证减肥手术的效果。减肥手术的副作用主要是与营养相关的，如术后会出现维生素和铁元素的缺乏，导致脱发、贫血等代谢并发症。

减肥的常见误区

减肥就是吃的越少越好

很多人都认为只要吃得少，甚至不吃就可以减肥。但实际上，纯饥饿减肥会引起瘦体重（特别是肌肉）减少、痛风的风险增加、电解质紊乱等不良反应；另外，长期采用纯饥饿减肥的方式，还会给大脑和心肌带来不利影响，可能引起肝肾损害，所以单纯靠饥饿减肥是不可取的。

减肥不能吃碳水化合物

这种减肥方法必须在营养师的指导和监测下进行。现在社会上流行一种不吃主食的减肥法叫"生酮饮食减肥法"，专业营养师往往会建议减肥者少吃碳水化合物，这种做法往往会被误认为是不吃主食，但其实"生酮饮食减肥法"是要在保证热量和蛋白质摄入量的基础上，减少脂肪摄入量，严格控制蔬菜、水果量。

所以单纯通过不吃主食来减肥是不靠谱的。不仅如此，不吃主食减肥法还有可能由于 B 族维生素、必需矿物质以及膳食纤维的缺乏引起身体的各种不适，如恶心、乏力、虚弱等症状。

少吃就行，运不运动无所谓

减肥切忌单纯采用饮食控制，不与运动相结合。

2013 年美国关于成年人肥胖管理指南推荐，增加有氧运动（如快走）至每周 150 分钟以上（每天 30 分钟以上）；推荐更高水平的身体活动（每周 200~300 分钟），以维持体重下降及防止减重后的体重反弹（长期，1 年以上）。

对于肥胖伴胰岛素抵抗，除了要减少热量摄入外，必须配合运动，否则减轻胰岛素抵抗的作用不明显。

3 肥胖症病人的家庭营养康复

高蛋白质膳食减肥法

高蛋白质膳食减肥法是一类增加蛋白质摄入量同时保证适量碳水化合物和低脂肪的减脂饮食。肾病，肝病病人请慎用此减肥法。

举例

赵某，45 岁，女性，要求个体化减重饮食指导。

体格检查：身高 160 厘米，体重 72 千克。肝肾功能、血糖正常，甘油三酯为 2.75 毫摩尔 / 升（高甘油三酯血症）。体成分分析示体脂肪率为 33.5%。

第一步：先确定赵某每日总能量摄入量

理想体重 = 身高（cm）- 105，赵女士的理想体重为 55 千克。

赵女士为轻体力劳动者，每日总能量摄入量推荐为 20×55 = 1100 千卡。

第二步：计算蛋白质摄入量

赵女士每日蛋白质摄入量为 55×（1.5~2.0）=82~110 克。建议每日蛋白质摄入量以 90 克为宜。

第三步：计算脂肪摄入量

为了操作可行性，赵女士的脂肪供能比常为 25%，则脂肪每日推荐摄入量为 1100×25%÷9（每克脂肪提供 9 千卡能量）=30 克。

第四步：确定碳水化合物摄入量

赵女士每日碳水化合物摄入量 =[1100-（90×4+30×9）]/4= 470/4=117 克（其中 4 为每克蛋白质提供 4 千卡能量，9 为每克脂肪提供 9 千卡能量）。

为了计算方便，建议每日碳水化合物摄入量为 110 克。需要提醒的是，碳水化合物建议以淀粉类复杂碳水化合物为主，严格限制摄入添加糖（宜 ≤ 25 克），少喝含糖饮料。

第五步：将上述数值换算成每日食物具体重量及餐次安排

根据上述内容，赵女士的高蛋白减脂膳食每日食谱可做如下安排（以生重计）：

早餐：水煮鸡蛋 2 个（100 克）+ 脱脂牛奶 250 毫升

午餐：双色饭（粳米 35 克 + 小米 20 克）+ 胡萝卜炖牛肉（胡萝卜 100 克 + 牛肉 110 克）+ 清炒大白菜（大白菜 150 克）

加餐：猕猴桃 100 克

晚餐：双色饭（粳米 30 克 + 绿豆 20 克）+ 清蒸草鱼（草鱼 130 克）+ 清炒油麦菜（油麦菜 150 克）。

备注：全天用葵花籽油 15 克，食用盐 5 克。总能量 1185 千卡，蛋白质 82.6 克，占总能量 29.55%；脂肪 36.6 克，占总能量 29.46 %；碳水化合物约 115 克，占总能量 40.99 %。

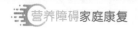

限能量平衡膳食减肥法三餐到底怎么吃

限能量平衡膳食减肥法是我们用得最多，也是最安全的膳食减肥法。限能量平衡膳食减肥法的特点在于"平衡"和"限"，"平衡"是指"营养平衡"，"限"是指"限能量"。

▶ 在目标摄入量基础上按一定比例递减（减少 30%~50%）。

▶ 在目标摄入量基础上每日减少 500 千卡左右。

▶ 每日供能 1000~1500 千卡。

举例

> 王某某，45 岁，男性，公务员，要求个体化减重饮食指导。
>
> 体格检查：身高 170 厘米，体重 85 千克。肝功能、血糖正常，肾功能示尿酸 484 毫摩尔／升（高尿酸血症）、血脂及血糖示甘油三酯为 3.75 毫摩尔／升（高甘油三酯血症）。尿沉渣大致正常。体成分分析示体脂肪率为 32.3%。

第一步：先确定王某某每日总能量摄入量

理想体重 = 身高（cm）- 105，王某某的理想体重为 65 千克。

王某某每日总能量摄入量推荐为 20×65=1300 千卡。

第二步：计算蛋白质摄入量

王某某每日蛋白质摄入量为 65×（1.2~1.5）=78~98 克。因单纯性肥胖以及高甘油三酯血症，可适当提高蛋白质供能比，建议每日蛋白质摄入量以 85 克为宜。

第三步：计算脂肪摄入量

为了操作可行性，王某某的脂肪供能比常为 25%，则脂肪每日推荐摄入量为 1300×25%÷9（每克脂肪提供 9 千卡能量）=36 克。

第四步：确定碳水化合物摄入量

王某某每日碳水化合物摄入量 =[1300-(85×4 + 36×9)]/4=636/4=159 克，其中 4 为每克蛋白质提供 4 千卡能量，9 为每克脂肪提供 9 千卡能量。

为了计算方便，建议每日碳水化合物摄入量为 160 克。需要提醒的是，碳水化合物建议以淀粉类复杂碳水化合物为主，严格限制摄入添加糖（宜 ≤ 25 克），少喝含糖饮料。

第五步：将上述数值换算成每日食物具体重量及餐次安排

根据上述内容，王某某的限能量平衡膳食每日食谱可做如下安排（以生重计）：

早餐：红薯 200 克 + 青瓜 100 克 + 水煮鸡蛋 50 克 + 牛奶 250 克。

午餐：双色饭（粳米 40 克 + 小米 20 克）+ 白灼基围虾（基围虾 100 克）+ 冬瓜氽肉丸汤（冬瓜 100 克 + 猪瘦肉 50 克）+ 清炒生菜（生菜 150 克）。

加餐：猕猴桃 150 克。

晚餐：双色饭（粳米 30 克 + 绿豆 20 克）+ 白萝卜烧鸭（白萝卜 100 克 + 鸭胸脯肉 100 克）+ 清炒小白菜（小白菜 150 克）。

备注：全天用茶油 20 克，食盐 5 克。总能量 1268 千卡，蛋白质 78 克，占总能量 24.6%；脂肪 38.5 克，占总能量 27.3%；碳水化合物约 153.7 克，占总能量 48.1%。

减肥的居家运动锻炼

卷腹

卷腹是一项腹部健身运动，是用腹肌的力量将肩部和上背部卷离地面，在最高点略停顿后，缓慢回到起始位置。建议每次做 20 下，每天 3 次。

哑铃练习

两脚自然站立，手持哑铃，做上举、前举、侧举以及前臂屈伸（如果家里没有哑铃，也可以拿装满水的矿泉水瓶来代替）。每组做 8~12 个，每天做 2~3 组。

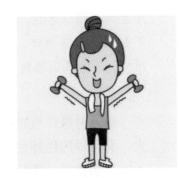

双脚背桥

仰卧于床上，膝关节屈曲 90 度，头肩部及双上肢放置于床面，下肢发力将下背部抬离地面，坚持数秒后放下。每组做 10~15 次，每天做 2~3 组。

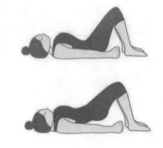

坐位体前屈

坐于地面，双腿并拢伸直，膝盖不弯曲，

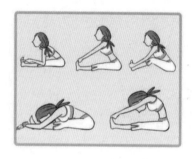

脚尖朝上，两臂向前用力伸，尽力去接触脚尖。每次做 30 秒，每天 3~4 次。

在日常家务活动中融入锻炼

把琐碎的家务劳动理解成健身活动，譬如扫地等以腰腿用力为主的劳动，可以边扫地边进行扭腰的活动。

淘米时，可用左右手轮流进行，带动肩部的摆动。以站姿为主的家务，可以有节奏地上下、左右摆动腿部。以坐姿为主的家务，可以有节奏地耸动颈部、肩部。当需要从高处取东西时，用力伸展手臂一直传递到指尖，同时双腿用力，踮脚尖，尽可能伸长全身，以强化大腿、小腿和臀部的肌肉。

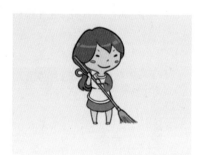

跳绳

跳绳时要用前脚掌起跳和落地，切记不要用全脚或脚跟落地，以免受到震动。当跃起时，不要极度弯曲身体，要保持自然弯曲的姿势。跳绳时呼吸要自然有节奏。

游泳

游泳时身体直接浸泡在水中，水不仅阻力大，而且导热性能也非常好，散热速度快，因而消耗热量多。就好比一个刚煮熟的鸡蛋，在

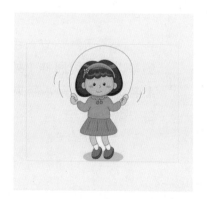

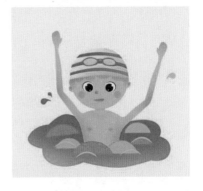

空气中的冷却速度远远不如在冷水中快。实验证明：人在标准游泳池中游泳 20 分钟所消耗的热量，相当于同样速度在陆地上的 1 小时。另外，游泳减肥法可避免下肢和腰部运动性损伤。游泳项目在水中进行，肥胖者的体重有相当一部分被水的浮力承受，下肢和腰部会因此轻松许多，关节和骨骼的损伤危险性大大降低。 由此可见，在水中运动，会使许多想减肥的人，取得事半功倍的效果。所以，游泳是保持身材最有效的有氧运动之一。

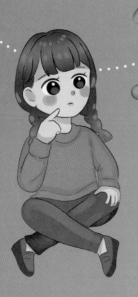

Part 16

癌症的营养康复

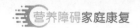

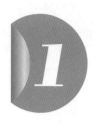

令人谈之色变的癌症

癌细胞是不死的杀手

癌细胞的前身，原本也是正常细胞，但是当这些正常细胞受到各种不利因素的刺激（如致癌剂、病毒、辐射等），或者是自带黑化体质（遗传因素），不知不觉就黑化成为癌细胞。我们的身体里有一支庞大的部队——免疫系统，免疫系统时刻保护着我们的身体免受外来侵害。但是癌细胞非常狡猾，他们把自己伪装起来，成为潜伏在正常细胞中的特务，不容易被我们身体的免疫系统所识别。

不同于正常细胞的自然死亡过程，癌细胞还有一项不死的特权，它们可以无限制自我复制增生，悄无声息地迅速扩大自己的势力。癌细胞像脱缰的野马，它们肆意掠夺正常细胞的营养，在体内横行霸道，并且，它们还会想方设法突破原发的领地，转移到其他地方。

癌症的高危因素

癌症高危因素主要有行为因素，饮食因素，代谢因素，环境因素及感染因素等。行为因素包括吸烟，饮酒，缺乏锻炼等。饮食因素包括水果蔬菜摄入少，膳食纤维和钙摄入不足，红肉、加工肉和腌菜摄入过多等。代谢因素包括体重超标，糖尿病等。环境因素包括 PM2.5 污染，紫外线辐射等。感染因素包括幽门螺杆菌（胃癌相关），乙肝病毒、丙肝病毒（肝癌相关），人类乳头瘤病毒（宫颈癌相关），EB 病毒（鼻咽癌相关）感染等。

需要强调的是，以上所说的高危因素有的已经明确，有的还不是很明确，只能作为参考。另外，高危因素只是说有更高的患癌风险，但不等于有这些高危因素就一定会得癌，大家不必恐慌。但由于此类人群比其他人有更高的患癌风险，所以要重视和提高警惕，更要做好防癌措施，远离致癌因素，定期体检。而没有高危因素也不等于不会得癌，也一样要做好预防措施。

癌症病人的营养状况

癌细胞增殖很快，在增殖分化过程中，比正常细胞需要更多的营养。并且病人存在代谢异常的情况，体内蛋白质和脂肪分解加速、合成减慢，身体快速消瘦。随着癌症的进展，多数病人会出现厌食或者食欲差等问题，进食量不足。此外，由于癌症治疗会导致一系列不良反应，如恶心、呕吐、腹泻、吸收不良等，影响病人进食和营养吸收。有数据显示，营养不良是癌症病人最常见的合并症，约 40%~80% 的癌症病人存在不同程度的营养不良，50%~80% 存在恶病质，约半数癌症病人在初次诊断时就存在营养不良。

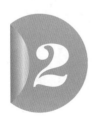

饮食与癌症

促进癌症发生的食物

80% 的癌症与不良生活方式和环境因素有关，其中膳食不合理占 35%。有研究表明，如果膳食中谷类多，动物性食物少，那么上呼吸道和上消化道癌、胃癌、原发性肝癌、子宫颈癌等发生率较高。相反，如

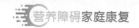

果膳食中植物性食物较少，动物性食物相对较多，那么结肠癌、乳腺癌、卵巢癌、子宫内膜癌及前列腺癌等发生率较高。

在我们日常生活中，还存在一些促进癌症发生的食物，包括发霉食物，红肉及加工肉（咸肉、火腿、香肠、腊肉等），熏烤、油炸食物，过咸食物，过热、坚硬食物，酒精等。美国癌症研究所和世界癌症研究基金会在《饮食、营养、身体活动与癌症预防全球报告》中指出，红肉、加工肉类会增加结直肠癌发生风险，盐腌咸鱼等增加胃癌、鼻咽癌的发生风险，酒精饮料增加口腔、咽喉、食管、胃、肝、结直肠、乳腺等部位癌症的发生风险。

此外，能量过剩会导致超重及肥胖发生，增加乳腺癌（绝经后）、结直肠癌、子宫癌、食道癌（腺癌）、胆囊癌、肾癌、肝癌、卵巢癌、胰腺癌、胃癌（贲门癌）、甲状腺癌等多种癌症的发生。因此，还要关注体重，尤其是体脂率。

癌症病人的饮食选择

癌症病人的食物选择原则：①适量摄入谷薯类食物，每天 200~400 克为宜；注意粗细搭配。②适当多吃鱼、禽肉、蛋类，减少红肉摄入。③适量食用大豆及豆制品。④建议每天蔬菜摄入量为 300~500 克。⑤建议每天水果摄入量为 200~300 克。⑥使用多种植物油作为烹调油，每天用油 25~40 克。⑦矿物质及维生素等营养素摄入不足时，可额外补充。

盘点癌症病人饮食路上常见的那些坑

饿死癌细胞

网上流传"饿死癌细胞"的言论，实际上，如果营养摄入不足，正常细胞难以发挥生理功能，而癌细胞仍然会掠夺正常细胞的营养，饿死的只能是病人自己。

癌症病人不能吃"发物"

民间所谓的"发物"，通常指鸡、蛋类、猪头肉、鱼、虾、蟹等食物，不少癌症病人不敢吃所谓的"发物"。其实这些"发物"富含优质蛋白质，可提高癌症病人的体能和生活质量。建议癌症病人不可盲目忌口，要保证充足的营养供给。

癌症病人要大补

有不少癌症病人，会吃冬虫夏草、人参、灵芝孢子粉等补品。如果经济条件允许，可以适当吃一些，但是不能依赖这些补品。对于癌症病人，还是要保证日常饮食中各种营养成分的良好摄入。

癌症病人的饮食调养

癌症病人的营养支持很重要

癌症病人容易发生营养不良，而营养不良的病人对临床治疗（手术、放化疗等）的耐受性下降，对治疗不敏感，并发症或毒副反应更多，术后 5 年生存率更低，生活质量差。营养支持的目的不仅仅是提供能量及营养素、改善营养不良，更重要的目的在于调节代谢、控制肿瘤，改善生活质量、延长生存时间。

癌症病人怎样"营"得手术

术前饮食有讲究

癌症病人术前的营养非常重要，术前消瘦、体重丢失过快、进食量明显减少的病人，应在专业人士评估后，如果存在营养风险，应给予营养补充，口服量达不到需要量的 60%，还需要肠内或肠外营养支持。

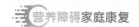

手术会损伤器官组织，引起创伤出血，因此，在手术前可多吃一些补气生血、健脾益气、滋补肝肾的食物，如莲心、红枣、山楂、金橘、橘络等，有益于后期恢复。

术后饮食需注意

手术后要注意：①尽早从流质饮食开始，逐渐过渡到半流质、固体食物，有计划地增加食物总量；②术后恢复期要定时、定量进食，逐渐增加食物品种，勿暴饮暴食；③粗细搭配，减少精白米面，逐渐增加粗杂粮，如玉米、小米、燕麦片、豆类、红薯等；④多吃富含维生素的食物，包括新鲜蔬菜和各类水果，适量动物肝脏等；⑤适当进食坚果类，包括芝麻、南瓜子、西瓜子、花生等；⑥要保证富含优质蛋白质的鱼禽肉蛋类食物的摄入量，但是要避免油炸、油煎，禽类、鱼类要去皮吃，不吃肥肉、五花肉等。

此外，还要注意不要吃放置过久的蔬菜、咸鱼、熏肉等食物，不吃霉变、过期食物，不吸烟饮酒，不喝浓茶和咖啡。常吃有益于抗肿瘤作用的蔬菜，包括卷心菜、大豆、芹菜、胡萝卜、芫荽、洋葱、花椰菜、甘蓝、番茄等。

怎样协助身体应对放疗

放疗可减少肿瘤负荷、缓解肿块压迫和梗阻。但是放疗所引起的并发症对病人营养状况又有不利影响，头颈部放疗可导致味觉敏感度降低、放射性口腔黏膜炎等，胸部放疗会引起放射性食管炎，腹部和盆腔放疗容易发生放射性肠炎，这些均影响营养物质的摄入、消化、吸收和代谢过程。

营养不良是放疗病人最常见的并发症之一，放疗期间要注意：①膳食平衡，增加高蛋白质和高维生素食物，如鸡蛋、酸奶、豆制品、瘦肉、多种蔬菜和水果等；②少量多餐，加餐食物可选择无糖面包、杏仁粉、豆腐干、水果、坚果等；③如果正常饮食不能满足机体的营养需要，可使用营养补充剂，包括肠内营养制剂、多种维生素和微量元素制剂等。一些特殊人群要注意采用合理的饮食调养方式。

▶ 有吞咽困难的病人：可以采用流质或半流质饮食，如牛奶、鸡蛋羹、米粥、果蔬汁、匀浆膳等，避免过冷、过热、酸辣等刺激性食物。

◗ 胃肠道损伤病人：避免油炸食物，慎用高纤维素（豆类、芹菜等）、产气（洋葱、笋、萝卜、韭菜、青椒、葱等）食物，不用刺激性食物及碳酸饮料等。可选择含粗纤维素少的蔬菜，如冬瓜、去皮西红柿、土豆等。

◗ 腹泻严重的病人：口干病人要注意多喝水，饮食中增加一些滋阴生津的食物，如藕汁、梨汁、绿豆、西瓜、橙汁、橄榄、酸梅汤、无花果、罗汉果等；严重时应暂禁食。

怎样协助身体应对化疗

化疗容易发生骨髓抑制、消化道反应、肝肾心功能障碍、免疫功能低下等不良反应，合理饮食可改善营养状况，减轻药物副反应，提高化疗耐受性。

病人化疗期间：①饮食宜清淡、富含营养、易消化，烹调以煮、炖、蒸等方法为佳；②可进食少渣半流质或少渣软食，忌油腻、难消化的食物；③平衡膳食，适当增加富含蛋白质的食物，如鸡蛋、牛奶、奶酪、豆制品、各种瘦肉等；④多吃有助于造血和提高免疫力的食物，如瘦肉、鸡蛋、奶类、豆类、银耳、黄芪、枸杞、香菇、木耳等。

一些特殊人群要注意采用合理的饮食调养方式。

◗ 恶心，呕吐者：除对症给药外，还可用少量生姜嚼服。

◗ 食欲不振的病人：补充复合维生素 B、消化酶、益生菌等，并选用开胃助消化的食物，如猴菇菌、山楂、柑橘、陈皮、鸡内金、白萝卜、山药、薏苡仁、白扁豆等。

◗ 口腔溃疡病人：选用养阴、清热解毒类的食物，如西瓜、苦瓜、蜂蜜、藕、绿豆、梨、西红柿、芦根、荠菜、甘蔗、香蕉等。

◗ 病人有骨髓抑制反应，可多吃山药、扁豆、龙眼肉、大枣、花生仁、黑木耳、猪肝、糯米、猪骨、牛骨、羊骨等食物。

◗ 便秘者：少量多次饮水；补充膳食纤维、油脂、益生菌等；多吃蔬菜、水果、坚果、各种豆类、杂粮、酸奶等；增加活动量。

癌症病人居家康复期间，建议如下：①吃饭七八分饱最好，两餐中间可以加餐；②平衡膳食，每餐都吃谷类和豆类；③每日至少吃4份蛋白质（比如1个鸡蛋、1袋牛奶或无糖酸奶、1两瘦肉、2两豆腐）；④每天至少吃5份不同种类的非淀粉类蔬菜和水果；⑤戒烟限酒，避免油炸、熏烤、腌制的食品，少吃辛辣刺激性食物；⑥随着身体适应能力增强，循序渐进增加活动量，包括活动时间和强度，体能恢复正常后每天至少进行30分钟的运动。

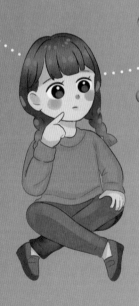

Part 17

外科手术后病人的营养康复

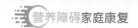

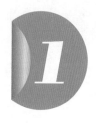

外科手术后病人的营养需求

外科手术会消耗大量营养素，你知道吗

俗话说"开膛破肚伤元气，伤筋动骨一百天"，任何一种手术都会对身体组织产生不同程度的影响。伴随着术后体内代谢变化、伤口出血、腹泻或呕吐等情况，通常使得身体内营养物质消耗增加，加上手术前禁食或疾病本身引起的食欲不佳也会导致营养素摄入不足，进而造成病人体内蛋白质、电解质、维生素和水分的缺乏。

良好的营养状态有助于病人应对手术产生的应激反应、预防并发症、减少死亡率和住院时间，促进病人早日康复。因此，外科手术术前对病人进行综合营养评估，根据病人营养状态适当补充营养是非常必要的。

一般来说，手术会增加人体能量消耗。蛋白质是人体组织更新和创伤修复的原料，充足的蛋白质有利于促进伤口愈合、控制水肿、增强机体抵抗力。碳水化合物易于消化吸收，还有节约蛋白质的作用，能够减少组织消耗。脂肪是供能比最高的营养素，术后饮食中适当摄入脂肪是必不可少的。维生素C是合成胶原蛋白、促进伤口愈合的必需物质。B族维生素与能量代谢有密切关系。手术后病人会因失血和渗出液体等原因，体内丢失钾、钠、镁、锌、铁等矿物质，应注意补充。

胃大部分切除术后病人的营养康复

胃是人体一个重要的消化器官，我们常常会把胃的位置等同于腹部，其实胃的位置稍高于腹部，位置偏左，形状像是一个拳击手套。拳击手套的尾端是食物进入的地方，叫幽门，而拳头的部分叫胃底。胃通过肌肉收缩挤压食物，并将食物浸泡在胃酸里，发挥一定的消化作用。

胃大部分切除术后正常消化道的生理结构被破坏，脂肪、碳水化合物和蛋白质的消化吸收均受到影响。进食后产生的不适感也会限制病人的进食量，进一步导致营养摄入不足。贫血是胃大部切除术后常见的并发症，胃酸和内因子分泌减少，使得铁和维生素 B12 吸收障碍，容易引发贫血。

什么是倾倒综合征

倾倒综合征是一种令人不舒服且伴有血管运动性失调的肠胃症状，好发于胃切除 2/3 以上的病人、胃肠吻合术及迷走神经切断术的病人。胃大部分切除术后，胃容积缩小，幽门括约肌功能丧失，大量食物迅速进入小肠内，吸收细胞外液流入到肠腔内，循环血容量骤然减少，同时血清钾降低。大量食物迅速进入，致肠腔突然膨胀扩张，肠蠕动剧增，刺激腹腔神经丛引起症状。

防止倾倒综合征首先要限制高碳水化合物的摄入。初期应严格限制糖类（每天不超过 100 克），尤其是单糖类食物。在进食固体食物 1 小时后再喝汤或喝水，增加餐次，平均每天进餐 5~6 次。进餐时采取半卧位，餐后平卧 20~30 分钟，能够减缓胃排空的速度。

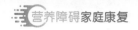
胃大部分切除术后食谱举例

流质饮食食谱

早餐：豆腐脑、白粥

加餐：藕粉

中餐：肉末蒸鸡蛋羹 、薄面片

加餐：黄瓜汁

晚餐：虾仁粥、肉松

加餐：橙汁

半流质饮食食谱

早餐：牛奶、蒸鸡蛋羹、馒头

加餐：芝麻糊

中餐：小馄饨、黄瓜炒虾仁 、蒸茄子、大煮干丝

加餐：花卷

晚餐：西红柿鸡丝蛋花面、清炒丝瓜、红烧豆腐

加餐：西瓜汁、面包

高蛋白软饭食谱

早餐：鸡蛋饼、炒黄瓜、小米粥

加餐：酸奶、面包

中餐：面条、素鸡烧肉、肉末蒸蛋、炒生瓜

加餐：香蕉

晚餐：肉松花卷、清蒸鲈鱼、番茄豆腐、炒生菜

加餐：虾仁蒸饺

小肠切除术后病人的营养康复

消化道的核心是小肠，它是七八米长的连续管道，人体的大部分消化吸收活动都在小肠进行。小肠是吸收已消化食物中营养素的唯一场所，起自幽门，止于回肠末段。此外，小肠还能吸收水分、矿物质、维生素和药物等。

小肠家族的"三兄弟"，它们各自都有什么能耐

小肠分为三个部分，分别是十二指肠、空肠和回肠。小肠的吸收作用开始于十二指肠远端，但主要在空肠上段完成，无须消化的葡萄糖、铁及水溶性维生素在该段迅速被吸收。回肠的吸收作用比空肠缓慢，未能被空肠完全吸收的营养素，如维生素 B12、胆盐、胆固醇等主要由回肠吸收。此外，回肠还具备一定的贮备功能。

小肠是人体主要的消化吸收器官，每天吸收 3000 毫升左右的液体，35~55 克左右的蛋白质，10~15 克左右的脂肪和 600 克左右的碳水化合物。小肠变短后小肠的吸收面积减少，食糜在肠腔内停留的时间变短，各种营养物质吸收不完全，导致能量摄入不足、负氮平衡、体重减轻和免疫功能下降等。

小肠切除术后病人的饮食调养

小肠切除术后病人最初数月以肠外和肠内营养相结合的方式进行营养支持，其后应尽早改为经肠道营养。因为食物进入小肠，可以起到刺

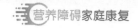

激小肠细胞肥厚增生的作用，并能刺激胃激酶的分泌，增加小肠的吸收面积及胃液分泌量，促进手术后剩余小肠的吸收功能，使它发挥代偿作用。

如果病人术后一般情况允许，对进食的尝试最早可以开始于术后1周。开始时可以将少量要素饮食冲稀或以其他完全液体的流质食物形式经口喂食，使小肠适应食物，如病人能耐受食物，再逐渐增加流质食物量，其后逐渐增加各种固体食物。此时的食物要简单，如温开水、葡萄糖水、淡果汁、胡萝卜汁、米汤等。如果病人在进食上述食物后没有不舒服的感觉，就可在此基础上尝试增加淀粉类食物，以及那些容易消化的蛋白质类食物，如酸奶、馒头、面包等。

病人在小肠切除术后3~5个月内食欲恢复，进食量接近正常，可以接受的食物种类也随之增加。饮食中蛋白质、碳水化合物的摄入量要高，而脂肪和膳食纤维的摄入量要少，宜采用半流质饮食和软饭，少量多餐，每天进餐6~8次。

小肠切除术后食谱举例

流质饮食食谱

早餐：白粥、蒸鸡蛋羹

加餐：芝麻糊

中餐：西红柿（去皮）蛋花薄面片

加餐：苹果汁

晚餐：烂面条、鸡茸汤

加餐：脱脂牛奶

低脂少渣半流质饮食食谱

早餐：白粥、蒸鸡蛋羹、蛋丝花卷

加餐：脱脂牛奶、饼干

中餐：虾仁小馄饨、烩牛柳、三鲜豆腐、炒山药

加餐：豆腐包子

晚餐：菜心鸡丝面、清炒茄条、炒白干

加餐：香蕉

肝胆手术后病人的营养康复

肝胆相照，各司其职

肝脏是身体里最繁忙的器官，它过滤毒素，处理废弃的红细胞，储存和吸收维生素，将脂肪和蛋白质转化为碳水化合物并管理葡萄糖。肝脏下方与之密切相关的器官就是胆囊。胆囊是肝脏胆汁分泌的中转站，起着收集、浓缩和储存胆汁的作用，人体进食后机体通过复杂的反馈机制，促进胆囊收缩使储存于胆囊的胆汁排入肠道。

肝胆手术后病人的饮食调养

肝脏手术后病人应先禁食一段时间，避免出现胃肠功能紊乱，这一时期必须靠肠外营养来维持身体的需要，通过静脉给予葡萄糖、脂肪乳、氨基酸、白蛋白、各种维生素和电解质、微量元素。能够经口进食后，需要从无脂肪的流质饮食开始，逐渐过渡到低脂半流质饮食。膳食中适量添加甜食，以维持血糖的需要。肝脏手术后选择蛋白质丰富而脂肪含量低的食物才不会增加肝脏的负担。最初的膳食以淀粉类食物为主。

胆囊切除术后1~2天肠道开始蠕动，肛门排气后即可给予饮食。术后饮食先从无油流质饮食开始，根据病人的耐受程度，逐渐过渡到半流质饮食，再到低油软饭。少量多餐，尽可能在肠道能够耐受的情况下补充更多的营养。

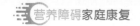

肝胆手术后食谱举例

无油流质饮食食谱

早餐：浓米汤	加餐：梨子汁
午餐：藕粉	加餐：西瓜汁
晚餐：蒸鸡蛋羹	加餐：玉米淀粉糊

半流质饮食食谱

早餐：小白菜面疙瘩汤	加餐：蒸鸡蛋羹
午餐：番茄鱼丸粥、炒生菜	加餐：香蕉
晚餐：阳春面、清炒丝瓜、红烧豆腐	加餐：脱脂酸奶、面包

低油软饭食谱

早餐：脱脂牛奶、花卷、炒黄瓜

加餐：蒸鸡蛋羹

午餐：软米饭、清蒸鲈鱼、蒜泥茄条、白菜粉丝

加餐：猕猴桃

晚餐：软米饭、清炖鸡块、红烧素鸡、紫菜蛋花汤

5 其他外科手术后病人的营养康复

口腔手术后，合理选择、制作食物

口腔手术后由于组织周围肿胀、疼痛，往往直接影响病人进食。局部组织缺损导致闭口不全，使得食物不能全部入口，部分食物流失。术

后代谢紊乱、营养失调会延缓创口的愈合及机体康复。因此，口腔手术后的营养需求主要是补充足够的热量、蛋白质、脂肪、碳水化合物以及丰富的矿物质和多种维生素等，以满足病人的营养需求。

口腔手术后饮食的要求必需细软，无须咀嚼，易吞咽消化，而且要有足够的营养素。可将日常饮食（细软）用匀浆机打磨成流质。不吃含膳食纤维多的蔬菜，以及硬而不消化的食物。忌吃过酸、过咸食物以及辛辣刺激性食物。

扁桃体切除术后的饮食调理

扁桃体是位于口腔后部的一道大门，它可以抵御外界病原微生物从口腔进入人体，发挥一定的免疫作用。化脓性扁桃体炎的病人体内这种免疫作用过强，反复发作感染，需要进行扁桃体切除。

扁桃体切除术后不能按照常见的手段进行包扎、压迫止血，需要用进食冷食的方法来达到止血的目的。一般术后 1 小时内禁食；术后 1~24 小时进食冷流质食物，主要是指无刺激性、无酸味的冷流质食品，如冷牛奶、冰激凌等；术后第 2 天采用流质饮食，可选浓米汤、牛奶、蛋羹、藕粉、菜肉粥等；术后第 3 天可食用半流质饮食，如馄饨、烂面条、素包子等；术后 1 周可过渡为普通饮食。

全喉切除术后的饮食调理

喉癌多采用全喉切除术，术后正常发音和吞咽功能丧失。术后鼻饲营养可给予混合奶、匀浆饮食及要素饮食。拔除鼻饲管后，若伤口愈合良好，应鼓励病人进行经口饮食。因全喉切除术后易出现误咽及吞咽困难，但通过数月的进食锻炼，90% 以上的病人吞咽功能可恢复。进行锻炼时，宜选择细软易消化的食物，避免油煎炸及坚硬的食物。

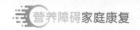

甲状腺切除术后的饮食调理

甲状腺切除术后无其他合并症且不需要碘治疗的病人，无须忌碘饮食，保证营养均衡即可。若甲状腺切除术后合并桥本氏甲状腺炎的病人，则需要忌碘饮食，禁食紫菜、海带、深海鱼及含碘盐等碘含量高的食物。

剖宫产手术后的饮食调理

剖宫产手术后第 1 天尽量减轻肠蠕动，应给予易消化、不容易胀气的清流质食物。忌牛奶、豆浆、蔗糖和浓厚甜食，避免胀气，增加餐次。术后第 2 天即可食用少渣半流质饮食，最好选择纤维少、易消化、细软的食物。正常情况下，在术后 3~4 天可食用普通饮食。普通饮食主要强调营养均衡、荤素搭配，加餐可选择水果、蔬菜汁和少量坚果。

剖宫产手术后食谱举例

早餐：小米粥、肉包子、煮鸡蛋、清炒黄瓜

加餐：酸奶、西梅

中餐：米饭、洋葱烩猪肝、清炒丝瓜、虾皮娃娃菜

加餐：豆浆、猕猴桃

晚餐：西红柿蛋花面、香菇烧鸡块、清炒芦笋、三鲜豆腐

加餐：牛奶煮麦片